TERAPIA SEXUAL

UNA GUÍA COMPLETA

Dr. Samuel Inbaraja S.

https://www.linkedin.com/in/dr-samuel-inbaraja/

Contenido

Capítulo 1 Introducción

a. La importancia de una vida sexual saludable en las relaciones

Una vida sexual saludable es un componente vital de cualquier relación íntima próspera. No solo proporciona placer físico y conexión emocional, sino que también tiene el poder de fortalecer el vínculo entre la pareja. Cuando la intimidad sexual es satisfactoria, fomenta la confianza, la comunicación y una sensación de bienestar en ambos miembros de la pareja, lo que enriquece la calidad general de la relación.

Sin embargo, no es raro que las parejas experimenten desafíos en su vida sexual en varios puntos de su relación. Factores como el estrés, problemas de salud, traumas pasados y presiones sociales pueden contribuir a las dificultades sexuales. Cuando estos problemas no se abordan, pueden generar insatisfacción, desconexión emocional e incluso la ruptura de la relación. Aquí es donde entra en juego el papel de la terapia sexual.

b. Comprender la necesidad de la terapia sexual

La terapia sexual es una forma especializada de psicoterapia diseñada para ayudar a las personas y parejas a abordar y superar los desafíos sexuales. Proporciona un entorno seguro, sin prejuicios y confidencial donde las personas pueden explorar sus preocupaciones y encontrar soluciones efectivas para mejorar su vida sexual.

Muchas personas dudan en buscar ayuda para problemas sexuales debido a sentimientos de vergüenza, vergüenza o la creencia de que deberían poder resolver estos problemas por sí mismos. Sin embargo, buscar la guía de un profesional capacitado puede ser una experiencia transformadora que no solo mejora la vida sexual de uno, sino que también conduce al crecimiento personal y conexiones emocionales más profundas con su pareja.

C. Definición de la terapia sexual y su papel en la mejora de las relaciones

La terapia sexual es un enfoque holístico que se enfoca en comprender la compleja interacción de los factores emocionales, psicológicos, físicos y sociales que contribuyen a la salud sexual de una persona. A través de conversaciones colaborativas, evaluaciones e intervenciones específicas, los terapeutas sexuales ayudan a los clientes a identificar las causas fundamentales de sus preocupaciones sexuales y desarrollan estrategias personalizadas para superarlas.

Algunos problemas comunes que la terapia sexual puede abordar incluyen:

1. Bajo deseo o excitación sexual: muchas personas experimentan períodos de bajo deseo o dificultades para excitarse. Estos problemas pueden deberse a una variedad de factores, como estrés, cambios hormonales, conflictos en las relaciones o traumas pasados. La terapia sexual puede ayudar a identificar y abordar las causas subyacentes de estos problemas y proporcionar estrategias para reavivar el deseo y la excitación sexual.

2. Ansiedad por el desempeño sexual: la ansiedad por el desempeño es una preocupación común que puede afectar significativamente las experiencias sexuales de una persona. A menudo se manifiesta como

preocupaciones persistentes sobre la capacidad de uno para satisfacer a una pareja o desempeñarse adecuadamente durante las relaciones sexuales. Los terapeutas sexuales pueden ayudar a las personas a comprender las causas fundamentales de su ansiedad y enseñarles técnicas para manejar y superar el estrés relacionado con el rendimiento.

3. Disfunción eréctil: La disfunción eréctil (DE) es la incapacidad persistente para lograr o mantener una erección suficiente para satisfacer la actividad sexual. La disfunción eréctil puede resultar de varios factores físicos, psicológicos o emocionales. La terapia sexual puede ayudar a identificar las causas subyacentes de la disfunción eréctil y ofrecer estrategias para mejorar la función eréctil, como el manejo del estrés, cambios en el estilo de vida y habilidades de comunicación.

4. Eyaculación precoz: la eyaculación precoz ocurre cuando un hombre eyacula constantemente antes de lo deseado, lo que a menudo genera angustia para ambas partes. Los terapeutas sexuales pueden ayudar a los clientes a comprender los factores que contribuyen a la eyaculación precoz y enseñar técnicas para obtener un mayor control sobre el momento de la eyaculación.

5. Dolor durante las relaciones sexuales: las relaciones sexuales dolorosas, conocidas como dispareunia, pueden afectar significativamente la capacidad de una persona para participar y disfrutar de la actividad sexual. La terapia sexual puede ayudar a identificar las causas del dolor, que pueden incluir factores físicos, problemas emocionales o traumas pasados, y brindar estrategias para reducir la incomodidad y aumentar el placer.

6. Dificultad para lograr el orgasmo: muchas personas experimentan desafíos para lograr el orgasmo, ya sea de manera ocasional o constante. Los terapeutas sexuales pueden ayudar a los clientes a explorar los factores físicos y psicológicos que contribuyen a estas dificultades y ofrecer técnicas para mejorar la excitación, la estimulación y, en última instancia, el potencial orgásmico.

7. Incapacidad para mantener la intimidad y la conexión con una pareja: la intimidad emocional es un aspecto crítico de una relación sexual saludable. Cuando las parejas luchan por mantener la cercanía y la conexión, sus experiencias sexuales pueden verse afectadas. La terapia sexual puede ayudar a las parejas a comprender las barreras a la intimidad y enseñarles estrategias para profundizar sus lazos emocionales y mejorar su vida sexual.

8. Desafíos de comunicación relacionados con las necesidades y los límites sexuales: la comunicación abierta y honesta sobre los deseos, las preferencias y los límites sexuales es esencial para una vida sexual satisfactoria. Sin embargo, muchas personas luchan por expresar sus necesidades y preocupaciones con sus parejas de manera efectiva. La terapia sexual puede ayudar a los clientes a desarrollar las habilidades de comunicación necesarias para navegar conversaciones sobre temas sexuales y fomentar una relación sexual sana y mutuamente satisfactoria.

Al abordar estos problemas sexuales comunes, la terapia sexual puede desempeñar un papel transformador en la vida de las personas y las parejas, ayudándolos a superar los desafíos y desarrollar las habilidades y la comprensión necesarias para una vida sexual plena y conectada.

Este libro está estructurado para cubrir una amplia gama de temas, abordando las causas fundamentales de los problemas sexuales, mejorando las habilidades de comunicación y brindando estrategias prácticas para superar desafíos comunes. A lo largo de los capítulos, encontrará información valiosa sobre las complejidades del deseo y la excitación sexual, el impacto de los trastornos psiquiátricos y las condiciones médicas en el funcionamiento sexual, y los desafíos únicos que enfrentan las diferentes estructuras de relación, como la monogamia, la poligamia y el poliamor.

Además de explorar preocupaciones sexuales específicas, este libro enfatiza la importancia de la intimidad emocional y la conexión como la base de una relación sexual satisfactoria. Al fomentar una comprensión más profunda de las necesidades propias y de la pareja, las personas y las parejas pueden navegar las complejidades de las relaciones sexuales de manera más efectiva.

Además, este libro profundiza en temas que a menudo se pasan por alto o se estigmatizan, como la masturbación, el sexo LGBTQ+ y el papel de la terapia sexual para abordar la conducta sexual inapropiada y la psiquiatría forense. Al abordar estos temas abiertamente y sin juzgar, este libro tiene como objetivo promover una comprensión más inclusiva y compasiva de la sexualidad humana.

Finalmente, reconocemos los desafíos únicos que enfrentan los profesionales que trabajan y brindamos recomendaciones para equilibrar la actividad sexual, el trabajo y la vida familiar. Se incluye una hoja de trabajo para ayudar a los lectores a reflexionar sobre su situación actual e implementar estrategias para mantener una vida sexual saludable y satisfactoria en medio de las exigencias de la vida diaria.

Esperamos que al proporcionar información completa, herramientas prácticas y un enfoque compasivo para abordar los problemas sexuales, este libro ayude a las personas y parejas a superar los desafíos, fomentar conexiones más profundas y, en última instancia, lograr una relación sexual más plena y satisfactoria. Entonces, emprenda este viaje con la mente y el corazón abiertos, y descubra el poder transformador de la terapia sexual.

Capítulo 2: Las raíces de los problemas sexuales

a. Explorando los factores psicológicos y emocionales

Los factores psicológicos y emocionales juegan un papel crucial en la configuración de nuestras experiencias sexuales. Comprender el impacto de estos factores puede ayudar a las personas y las parejas a identificar las causas fundamentales de sus preocupaciones sexuales y desarrollar estrategias para abordarlas. Algunos factores psicológicos y emocionales comunes que pueden contribuir a los problemas sexuales incluyen:

- Estrés y ansiedad: Los altos niveles de estrés y ansiedad pueden afectar significativamente el deseo, la excitación y el rendimiento sexual. El estrés crónico puede conducir a una disminución de la libido, mientras que la ansiedad por el rendimiento puede contribuir a la disfunción eréctil y la eyaculación precoz.

- Conflictos de relación: los conflictos no resueltos y los problemas de comunicación dentro de una relación pueden afectar negativamente la intimidad y la satisfacción sexual. La confianza, la seguridad y la conexión emocional son componentes esenciales de una vida sexual saludable, y las dificultades en estas áreas pueden provocar problemas sexuales.

- Traumas pasados: las experiencias de abuso sexual o emocional, agresión u otros eventos traumáticos pueden tener un impacto duradero en las experiencias sexuales de una persona. El trauma puede provocar sentimientos de vergüenza, miedo o desconexión durante las relaciones sexuales, así como problemas relacionados con la confianza y la intimidad.

- Salud mental: las condiciones de salud mental como la depresión, la ansiedad y el trastorno bipolar pueden influir en el deseo, la excitación y la función sexual. Los síntomas de estas condiciones, así como los efectos secundarios de ciertos medicamentos, pueden contribuir a los desafíos sexuales.

b. El impacto de la salud física y las condiciones médicas

La salud física y las condiciones médicas también pueden afectar significativamente el funcionamiento y la satisfacción sexual. Algunos factores comunes relacionados con la salud que pueden contribuir a los problemas sexuales incluyen:

- Desequilibrios hormonales: las hormonas juegan un papel fundamental en la regulación del deseo y la excitación sexual. Los desequilibrios en hormonas como la testosterona, el estrógeno y la progesterona pueden contribuir a la disminución de la libido, la disfunción eréctil y otros problemas sexuales.

- Enfermedades crónicas: las condiciones médicas como la diabetes, las enfermedades cardíacas y la esclerosis múltiple pueden afectar la función sexual al afectar el flujo sanguíneo, la función nerviosa y el equilibrio hormonal. Los síntomas de estas enfermedades, así como los efectos secundarios de los medicamentos, pueden provocar problemas sexuales.

- Envejecimiento: A medida que envejecemos, los cambios en nuestros cuerpos pueden afectar nuestras experiencias sexuales. La disminución de los niveles hormonales, la reducción del flujo sanguíneo y otros factores relacionados con la edad pueden contribuir a problemas sexuales como falta de deseo, disfunción eréctil y sequedad vaginal.

- Uso de sustancias: el uso de alcohol, tabaco y drogas recreativas puede tener efectos negativos en la función y satisfacción sexual. El consumo excesivo de alcohol, por ejemplo, puede provocar disfunción eréctil y disminución del deseo sexual, mientras que fumar puede afectar el flujo sanguíneo y contribuir a la disfunción sexual.

C. Influencias sociales y culturales en la sexualidad

Los factores sociales y culturales pueden moldear significativamente nuestras creencias, actitudes y expectativas en torno a la sexualidad. Estas influencias pueden contribuir a los problemas sexuales al crear vergüenza internalizada, expectativas poco realistas o creencias rígidas sobre lo que se considera "normal" o "aceptable" en las relaciones sexuales.

Algunos factores sociales y culturales comunes que pueden afectar las experiencias sexuales incluyen:

- Roles y expectativas de género: Los roles y expectativas de género tradicionales pueden presionar a las personas para que se ajusten a comportamientos y actitudes específicos relacionados con la sexualidad, lo que puede contribuir a sentimientos de inadecuación, vergüenza o culpa en torno a la expresión sexual.
- Creencias religiosas: algunas creencias religiosas pueden promover actitudes negativas hacia el sexo o alentar puntos de vista restrictivos de la sexualidad, lo que genera sentimientos de vergüenza o culpa en torno a los deseos y experiencias sexuales.
- Representaciones del sexo en los medios: Los medios a menudo presentan representaciones idealizadas y poco realistas del sexo y las

relaciones, lo que puede contribuir a sentimientos de insuficiencia y crear expectativas poco realistas en torno al desempeño y la satisfacción sexual.

- Estigmatización de ciertas prácticas sexuales: las normas y valores sociales pueden estigmatizar ciertas prácticas, preferencias u orientaciones sexuales, lo que genera sentimientos de vergüenza o juicio en torno a los deseos y experiencias sexuales de uno.

Al comprender la compleja interacción de los factores psicológicos, emocionales, físicos y sociales que contribuyen a los problemas sexuales, las personas y las parejas pueden comenzar a identificar las causas fundamentales de sus preocupaciones y desarrollar estrategias específicas para abordarlas. Este enfoque holístico para comprender la sexualidad permite un enfoque más completo y eficaz para superar los desafíos sexuales y mejorar las experiencias sexuales .

Capítulo 3: Comunicación: La base de la curación sexual

a. La importancia de la comunicación abierta y honesta

La comunicación abierta y honesta es la piedra angular de una vida sexual sana y satisfactoria. Al fomentar un diálogo sobre deseos, preferencias, límites e inquietudes, los socios pueden comprender mejor las necesidades de cada uno y trabajar juntos para abordar cualquier problema que pueda surgir. La comunicación efectiva permite una mayor intimidad emocional, confianza y satisfacción en los aspectos sexuales y no sexuales de la relación.

b. Establecer confianza y seguridad en su relación

La confianza y la seguridad son componentes críticos de cualquier relación íntima, especialmente cuando se discuten temas delicados como los deseos y preocupaciones sexuales. Para crear un ambiente de confianza y seguridad, considere las siguientes estrategias:

No juzgues: aborda las conversaciones con una mente abierta y evita expresar juicios o críticas cuando tu pareja comparte sus sentimientos y experiencias.

Practica la empatía: Ponte en el lugar de tu pareja y trata de entender su perspectiva, aunque sea diferente a la tuya. Valide sus sentimientos y muestre apoyo.

Respeta los límites: Honra los límites de tu pareja y comunica los tuyos. Reconozca que los límites pueden cambiar con el tiempo y requieren una discusión continua.

Priorice la conexión emocional: participe en actividades de vinculación no sexuales, como acurrucarse o pasar tiempo de calidad juntos, para fortalecer su conexión emocional y generar confianza.

C. Técnicas para una Comunicación Efectiva sobre Temas Sexuales

Para facilitar la comunicación abierta y honesta sobre temas sexuales, considere emplear las siguientes técnicas:

Use declaraciones en "yo": cuando discuta sus sentimientos y preocupaciones, use declaraciones en "yo" para expresar su perspectiva sin culpar ni hacer acusaciones. Por ejemplo, di "Me siento desconectado cuando no pasamos tiempo abrazándonos", en lugar de "Nunca quieres abrazarme".

Escucha activa: Escucha atentamente a tu pareja, brindándole toda tu atención y evitando interrupciones. Reflexiona sobre lo que escuchas para asegurarte de que comprendes su mensaje y haz preguntas aclaratorias si es necesario.

Elija una hora y un lugar apropiados: elija un lugar cómodo y privado para hablar sobre temas sexuales y evite iniciar estas conversaciones en momentos de mucho estrés o tensión.

Sea específico y claro: cuando discuta sus deseos o inquietudes, use un lenguaje claro y específico para ayudar a su pareja a comprender sus necesidades. Evite declaraciones vagas o ambiguas que puedan dar lugar a confusión o mala interpretación.

Esté abierto a la retroalimentación: anime a su pareja a compartir sus pensamientos y sentimientos en respuesta a sus inquietudes y sea receptivo a sus comentarios. Reconozca que la comunicación efectiva es una calle de doble sentido y requiere que ambos socios estén abiertos y dispuestos a aprender el uno del otro.

Practique la paciencia: las conversaciones sobre temas sexuales no siempre conducen a una resolución inmediata. Sea paciente consigo mismo y con su pareja, reconozca que el cambio lleva tiempo y que la comunicación continua es esencial para el crecimiento y la comprensión.

Capítulo 4: Reavivar el deseo sexual y la excitación

4.1 Introducción

El bajo deseo o excitación sexual es una preocupación común para muchas personas, lo que afecta su calidad de vida y sus relaciones en general. Es esencial comprender que experimentar períodos de bajo deseo o dificultades para excitarse no es raro y puede atribuirse a varios factores, como estrés, cambios hormonales, conflictos en las relaciones o traumas pasados. Este capítulo explorará las diferentes razones detrás del bajo deseo y excitación sexual, y discutirá cómo la terapia sexual puede ayudar a identificar y abordar las causas subyacentes, brindando estrategias para reavivar el deseo y la excitación sexual.

4.2 Comprender el bajo deseo sexual y la excitación

El deseo sexual y la excitación son procesos complejos, influenciados por una combinación de factores biológicos, psicológicos y sociales. Cuando estos procesos se interrumpen o inhiben, puede conducir a un bajo deseo o excitación sexual. Algunas causas comunes incluyen:

Cambios hormonales: Las hormonas juegan un papel importante en la regulación del deseo y la excitación sexual. Las fluctuaciones en los niveles hormonales debido al envejecimiento, el embarazo o las condiciones médicas pueden afectar la función sexual.

Estrés: Los altos niveles de estrés pueden afectar negativamente el deseo y la excitación sexual, ya que el cuerpo prioriza la supervivencia y los mecanismos de afrontamiento sobre la función sexual.

Conflictos de relación: los desacuerdos o problemas no resueltos dentro de una relación pueden crear distancia emocional y reducir el deseo o la excitación sexual.

Traumas pasados: un historial de abuso sexual, agresión u otras experiencias traumáticas puede provocar dificultades con el deseo y la excitación sexual.

4.3 El papel de la terapia sexual

La terapia sexual es una forma especializada de asesoramiento que se enfoca en abordar las preocupaciones sexuales y mejorar la salud sexual en general. Un terapeuta sexual puede ayudar a individuos y parejas a explorar e identificar las causas subyacentes del bajo deseo o excitación sexual y desarrollar estrategias personalizadas para superar estos desafíos. Algunas técnicas comunes empleadas por los terapeutas sexuales incluyen:

cognitivo- conductual (TCC): este enfoque ayuda a las personas a reconocer y cambiar patrones de pensamiento y comportamientos negativos que pueden estar contribuyendo a un bajo deseo o excitación sexual.

Intervenciones basadas en la atención plena: estas técnicas alientan a las personas a cultivar la conciencia sin prejuicios y la aceptación de sus pensamientos, sentimientos y sensaciones corporales, lo que puede promover la relajación y reducir la ansiedad relacionada con los encuentros sexuales.

Capacitación en habilidades de comunicación: mejorar la comunicación entre las parejas puede fomentar la intimidad, la confianza y la cercanía emocional, lo que a su vez puede mejorar el deseo y la excitación sexual.

Ejercicios de enfoque sensorial: estos ejercicios involucran contacto no sexual y progresan gradualmente al contacto sexual, con el objetivo de mejorar la conexión física y emocional entre los socios y reducir la ansiedad por el rendimiento.

4.4 Estrategias para reactivar el deseo y la excitación sexuales

Reavivar el deseo sexual y la excitación puede requerir una combinación de estrategias individuales y centradas en las relaciones. Algunas sugerencias incluyen:

Priorice el cuidado personal: hacer ejercicio regularmente, comer una dieta balanceada, dormir lo suficiente y controlar el estrés puede ayudar a mantener una función sexual óptima.

Cultiva la intimidad emocional: desarrollar una cercanía emocional con tu pareja a través de la comunicación regular, el afecto y las actividades compartidas puede fomentar una conexión sexual más satisfactoria.

Explore fantasías y deseos: Discutir y experimentar con diferentes actividades sexuales, fantasías o torceduras puede ayudar a reavivar el deseo y la excitación sexual.

Concéntrese en el placer, no en el rendimiento: cambiar el enfoque de los objetivos basados en el rendimiento al placer y la conexión puede reducir la ansiedad y mejorar las experiencias sexuales.

Busque ayuda profesional: si persiste el bajo deseo sexual o la excitación, considere consultar con un terapeuta sexual calificado para abordar los problemas subyacentes y desarrollar estrategias personalizadas para mejorar.

4.5 Conclusión

El bajo deseo sexual y la excitación son preocupaciones comunes que pueden afectar a las personas y las relaciones. Al comprender las posibles causas y buscar el apoyo de un terapeuta sexual calificado, las personas y las parejas pueden trabajar para reavivar el deseo y la excitación sexuales, fomentando una vida sexual más plena y satisfactoria.

Capítulo 5: Superar la ansiedad por el rendimiento sexual

5.1 Introducción

La ansiedad por el desempeño sexual es una preocupación común que puede tener un impacto significativo en las experiencias sexuales y el bienestar general de una persona. A menudo se manifiesta como preocupaciones persistentes sobre la capacidad de uno para satisfacer a una pareja o desempeñarse adecuadamente durante las relaciones sexuales. Este capítulo explorará la naturaleza de la ansiedad por el desempeño sexual, sus causas comunes y cómo los terapeutas sexuales pueden ayudar a las personas a comprender la raíz de su ansiedad y enseñarles técnicas para manejar y superar el estrés relacionado con el desempeño.

5.2 Comprender la ansiedad por el desempeño sexual

La ansiedad de desempeño es un tipo de ansiedad que ocurre cuando las personas están preocupadas por su capacidad para desempeñarse bien en una situación específica, como durante la actividad sexual. Los síntomas comunes de la ansiedad por el desempeño sexual incluyen:

Preocuparse excesivamente por el rendimiento sexual

Dificultad para excitarse o mantenerse excitado

Eyaculación precoz o dificultad para alcanzar el orgasmo

Evitar situaciones sexuales por miedo al fracaso

Diálogo interno negativo y autocrítica durante los encuentros sexuales.

Estos síntomas pueden crear un ciclo de ansiedad que se perpetúa a sí mismo, ya que las personas pueden experimentar un mayor estrés y presión para desempeñarse, lo que puede exacerbar aún más las dificultades sexuales.

5.3 Causas comunes de la ansiedad por el desempeño sexual

La ansiedad por el rendimiento sexual puede deberse a varios factores, que incluyen:

Presiones sociales: las expectativas culturales y sociales en torno al desempeño sexual pueden crear estándares poco realistas y contribuir a la ansiedad por el desempeño.

Experiencias pasadas: las experiencias sexuales negativas, como el rechazo o la crítica de una pareja, pueden generar ansiedad sobre futuros encuentros sexuales.

Miedo a la intimidad: las preocupaciones sobre la vulnerabilidad o la cercanía emocional pueden contribuir a la ansiedad por el desempeño, ya que las personas pueden temer ser juzgadas o rechazadas por su pareja.

Preocupaciones sobre la imagen corporal: las inseguridades sobre la apariencia o el cuerpo de uno pueden provocar ansiedad por ser visto desnudo o participar en actividades sexuales.

Conocimiento sexual inadecuado: la falta de comprensión sobre la anatomía, la función o las técnicas sexuales puede contribuir a la ansiedad por el desempeño, ya que las personas pueden sentirse desprevenidas o inseguras acerca de sus habilidades.

5.4 El papel de la terapia sexual para abordar la ansiedad de desempeño

Los terapeutas sexuales pueden ayudar a las personas a explorar las causas fundamentales de su ansiedad por el desempeño y desarrollar estrategias personalizadas para manejar y superar estas preocupaciones. Algunos enfoques terapéuticos comunes incluyen:

cognitivo- conductual (TCC): la TCC puede ayudar a las personas a identificar y desafiar patrones de pensamiento y creencias negativos sobre su desempeño sexual, reemplazándolos con perspectivas más adaptativas y precisas.

Intervenciones basadas en la atención plena: las técnicas de atención plena pueden ayudar a las personas a cultivar la conciencia del momento presente, la aceptación sin prejuicios y la autocompasión, lo que reduce la ansiedad y promueve la relajación durante los encuentros sexuales.

Psicoeducación: Brindar información precisa sobre la función sexual, la anatomía y las técnicas puede ayudar a aliviar la ansiedad por el desempeño al aumentar la confianza de las personas en sus habilidades.

Capacitación en habilidades de comunicación: Fomentar la comunicación abierta y honesta entre los socios puede ayudar a reducir la ansiedad y fomentar la confianza, la intimidad y la comprensión en la relación.

5.5 Estrategias para manejar y superar la ansiedad por el desempeño sexual

Cultivar la autocompasión: Practicar la autocompasión puede ayudar a las personas a tratarse con amabilidad y comprensión cuando experimentan dificultades de desempeño, reduciendo la ansiedad y promoviendo la autoaceptación.

Centrarse en el placer y la conexión: cambiar el enfoque de los objetivos basados en el rendimiento al placer y la conexión puede ayudar a las personas a relajarse, disfrutar de la experiencia y reducir la ansiedad.

Desarrolle técnicas de relajación: los ejercicios de respiración profunda, la relajación muscular progresiva y la visualización pueden ayudar a las personas a controlar la ansiedad y mantener la calma durante los encuentros sexuales.

Participar en el autocuidado sexual regular: la masturbación, la autoexploración y la experimentación con diferentes actividades sexuales pueden ayudar a las personas a desarrollar confianza en sus habilidades y preferencias sexuales.

Busque apoyo profesional: si la ansiedad por el desempeño sexual persiste o empeora, puede ser útil consultar a un terapeuta sexual calificado para abordar los problemas subyacentes y desarrollar estrategias personalizadas para mejorar.

5.6 Conclusión

La ansiedad por el desempeño sexual es una preocupación común que puede afectar significativamente las experiencias sexuales y el bienestar general de una persona. Al comprender las causas fundamentales de la ansiedad por el desempeño y emplear técnicas para manejarla y superarla, las personas pueden comenzar a fomentar una vida sexual más satisfactoria y placentera. Los terapeutas sexuales pueden brindar un apoyo invaluable, ayudando a las personas a explorar los problemas subyacentes que contribuyen a su ansiedad y equipándolas con las herramientas y estrategias necesarias para cultivar una experiencia sexual más saludable y satisfactoria. Al abordar la ansiedad por el desempeño sexual, las personas pueden mejorar su confianza, construir conexiones más fuertes con sus parejas y, en última instancia, crear encuentros sexuales más satisfactorios.

Capítulo 6: Comprensión y tratamiento de la disfunción eréctil

6.1 Introducción

La disfunción eréctil (DE) es la incapacidad persistente para lograr o mantener una erección suficiente para satisfacer la actividad sexual. Es una preocupación común que afecta a millones de hombres en todo el mundo y puede tener un impacto significativo en su autoestima, relaciones y calidad de vida en general. La disfunción eréctil puede resultar de varios factores físicos, psicológicos o emocionales. Este capítulo explorará las diferentes causas de la disfunción eréctil y discutirá cómo la terapia sexual puede ayudar a identificar los problemas subyacentes y ofrecer estrategias para mejorar la función eréctil, como el manejo del estrés, los cambios en el estilo de vida y las habilidades de comunicación.

6.2 Comprender la disfunción eréctil

La disfunción eréctil ocurre cuando hay una interrupción en la compleja interacción de factores psicológicos, neurológicos, vasculares y hormonales que contribuyen a lograr y mantener una erección. La DE se puede clasificar en dos categorías principales:

DE orgánica: este tipo de DE es causado por factores físicos, como enfermedades vasculares, trastornos neurológicos, desequilibrios hormonales o los efectos secundarios de ciertos medicamentos.

ED psicógena: este tipo de ED es causado por factores psicológicos o emocionales, como ansiedad, depresión o problemas de relación.

Es importante tener en cuenta que muchos casos de disfunción eréctil implican una combinación de factores orgánicos y psicógenos.

6.3 Causas comunes de la disfunción eréctil

Algunas causas comunes de la disfunción eréctil incluyen:

Enfermedad vascular: las condiciones que afectan el flujo sanguíneo, como la aterosclerosis o la presión arterial alta, pueden contribuir a la disfunción eréctil al reducir el suministro de sangre al pene.

Trastornos neurológicos: las enfermedades que afectan el sistema nervioso, como la esclerosis múltiple, la enfermedad de Parkinson o las lesiones de la médula espinal, pueden alterar las señales nerviosas necesarias para una erección.

Desequilibrios hormonales: los niveles bajos de testosterona u otros desequilibrios hormonales pueden contribuir a la disfunción eréctil al afectar la libido y la función eréctil.

Medicamentos: Ciertos medicamentos, incluidos los antidepresivos, los antihipertensivos y los ansiolíticos, pueden causar disfunción eréctil como efecto secundario.

Factores psicológicos: la ansiedad, la depresión, el estrés y los problemas de relación pueden contribuir a la disfunción eréctil al crear un ciclo de pensamientos y emociones negativos que interfieren con la función sexual.

6.4 El papel de la terapia sexual en el tratamiento de la disfunción eréctil

La terapia sexual puede ayudar a individuos y parejas a explorar las causas subyacentes de la disfunción eréctil y desarrollar estrategias personalizadas para mejorar la función eréctil. Algunos enfoques terapéuticos comunes incluyen:

cognitivo- conductual (TCC): la TCC puede ayudar a las personas a identificar y desafiar patrones de pensamiento y creencias negativas sobre su desempeño sexual y función eréctil, promoviendo perspectivas más adaptativas y precisas.

Intervenciones basadas en la atención plena: las técnicas de atención plena pueden ayudar a las personas a cultivar la conciencia del momento presente, la aceptación sin prejuicios y la autocompasión, lo que reduce la ansiedad y promueve la relajación durante los encuentros sexuales.

Psicoeducación: Brindar información precisa sobre la función eréctil, la anatomía y las técnicas puede ayudar a aliviar la ansiedad por el desempeño y aumentar la confianza de las personas en sus habilidades.

Capacitación en habilidades de comunicación: Fomentar la comunicación abierta y honesta entre los socios puede ayudar a reducir la ansiedad y fomentar la confianza, la intimidad y la comprensión en la relación.

6.5 Estrategias para mejorar la función eréctil

Cambios en el estilo de vida: Adoptar un estilo de vida más saludable, que incluya ejercicio regular, una dieta balanceada y un sueño adecuado, puede mejorar la salud general y la función eréctil.

Control del estrés: participar en técnicas de relajación, como ejercicios de respiración profunda, relajación muscular progresiva o meditación, puede ayudar a las personas a controlar el estrés y reducir su impacto en la función eréctil.

Abordar las condiciones médicas subyacentes: consultar con un profesional de la salud para diagnosticar y tratar cualquier condición médica subyacente que pueda estar contribuyendo a la disfunción eréctil es esencial para mejorar la función eréctil.

Revisión de medicamentos: discutir los medicamentos actuales con un profesional de la salud y explorar opciones alternativas puede ayudar a identificar y abordar cualquier causa de disfunción eréctil relacionada con los medicamentos.

Busque apoyo profesional: si la disfunción eréctil persiste o empeora, puede ser útil consultar a un terapeuta sexual calificado para abordar los problemas subyacentes y desarrollar estrategias personalizadas para mejorar.

6.6 Conclusión

La disfunción eréctil es una preocupación común que puede afectar significativamente la autoestima, las relaciones y la calidad de vida en general de una persona. Al comprender las posibles causas de la disfunción eréctil y buscar el apoyo de profesionales calificados, las personas pueden trabajar para mejorar su función eréctil y fomentar una vida sexual más satisfactoria. La terapia sexual puede desempeñar un papel crucial en el tratamiento de los factores físicos y psicológicos que contribuyen a la disfunción eréctil, brindando a las personas las herramientas y estrategias necesarias para manejar y superar este desafío. Al abordar la disfunción eréctil, las personas pueden mejorar su confianza, construir conexiones más fuertes con sus parejas y, en última instancia, crear encuentros sexuales más satisfactorios y plenos.

Capítulo 7: Comprender y abordar la eyaculación precoz

7.1 Introducción

La eyaculación precoz (EP) es una preocupación sexual común que ocurre cuando un hombre eyacula constantemente antes de lo deseado, lo que a menudo genera angustia para ambas partes. Este capítulo explorará los factores que contribuyen a la eyaculación precoz, discutirá el papel de la terapia sexual para abordar este problema y describirá técnicas para obtener un mayor control sobre el momento de la eyaculación.

7.2 Comprender la eyaculación precoz

La eyaculación precoz se puede clasificar en dos categorías principales:

EP primaria (de por vida): Este tipo de EP ha estado presente desde las primeras experiencias sexuales del individuo y ocurre en casi todos los encuentros sexuales.

PE secundaria (adquirida): este tipo de PE se desarrolla después de un período de control normal de la eyaculación y puede estar asociado con situaciones o parejas específicas.

Si bien la causa exacta de la eyaculación precoz no se comprende completamente, se cree que involucra una combinación de factores psicológicos, emocionales y fisiológicos.

7.3 Factores comunes que contribuyen a la eyaculación precoz

Algunos factores comunes que contribuyen a la eyaculación precoz incluyen:

Ansiedad: la ansiedad por el rendimiento, la ansiedad general o el miedo al fracaso pueden contribuir a la EP al aumentar la excitación y disminuir el control de la eyaculación.

Culpa o vergüenza: las emociones negativas relacionadas con la sexualidad o el desempeño sexual pueden exacerbar la EP al crear un ciclo de autocrítica y ansiedad.

Problemas de relación: la distancia emocional, los conflictos no resueltos o la mala comunicación con la pareja pueden contribuir a la EP al aumentar el estrés y disminuir la intimidad.

Sensibilidad: algunos hombres pueden tener una mayor sensibilidad del pene, lo que dificulta el control de la eyaculación.

Desequilibrios hormonales: los desequilibrios en los niveles hormonales, como la serotonina, pueden desempeñar un papel en la EP, aunque se necesita más investigación para comprender esta conexión.

7.4 El papel de la terapia sexual en el tratamiento de la eyaculación precoz

Los terapeutas sexuales pueden ayudar a individuos y parejas a explorar los factores que contribuyen a la eyaculación precoz y desarrollar estrategias personalizadas para obtener un mayor control sobre el momento de la eyaculación. Algunos enfoques terapéuticos comunes incluyen:

cognitivo- conductual (TCC): la TCC puede ayudar a las personas a identificar y desafiar patrones de pensamiento y creencias negativos relacionados con su desempeño sexual y eyaculación, promoviendo perspectivas más adaptativas y precisas.

Intervenciones basadas en la atención plena: las técnicas de atención plena pueden ayudar a las personas a cultivar la conciencia del momento presente, la aceptación sin prejuicios y la autocompasión, lo que reduce la ansiedad y promueve la relajación durante los encuentros sexuales.

Capacitación en habilidades de comunicación: Fomentar la comunicación abierta y honesta entre los socios puede ayudar a reducir la ansiedad y fomentar la confianza, la intimidad y la comprensión en la relación.

Capítulo 8: Tratamiento del dolor durante las relaciones sexuales: comprensión y superación de la dispareunia

8.1 Introducción

El coito doloroso, también conocido como dispareunia, es una condición que puede afectar significativamente la capacidad de una persona para participar y disfrutar de la actividad sexual. La dispareunia puede deberse a varias causas, incluidos factores físicos, problemas emocionales o traumas pasados. En este capítulo, exploraremos las posibles causas de la dispareunia, analizaremos el papel de la terapia sexual para abordar este problema y delinearemos estrategias para reducir la incomodidad y aumentar el placer durante la actividad sexual.

8.2 Comprender la dispareunia

La dispareunia puede afectar tanto a hombres como a mujeres y puede manifestarse como dolor durante la penetración, el empuje profundo o después de las relaciones sexuales. El dolor experimentado puede variar desde una molestia leve hasta una angustia severa, y puede ser constante o variar según la pareja, la posición o la situación.

8.3 Causas comunes de dolor durante el coito

Hay varias causas potenciales de dispareunia, que incluyen:

Factores físicos: las infecciones, la inflamación, la endometriosis, la sequedad vaginal o ciertas condiciones médicas pueden causar dolor durante las relaciones sexuales.

Problemas emocionales: la ansiedad, la depresión o los sentimientos no resueltos relacionados con una pareja o experiencias pasadas pueden contribuir a la dispareunia.

Trauma pasado: el abuso sexual o las experiencias sexuales negativas pueden provocar dolor durante las relaciones sexuales debido a asociaciones con eventos pasados o emociones no resueltas.

Conflictos de relación: los problemas no resueltos o la falta de confianza y comunicación dentro de una relación pueden contribuir a la incomodidad durante la actividad sexual.

8.4 El papel de la terapia sexual en el tratamiento de la dispareunia

Los terapeutas sexuales son profesionales capacitados que pueden ayudar a individuos y parejas a identificar las causas subyacentes de la dispareunia y desarrollar estrategias personalizadas para reducir el dolor y aumentar el placer. Algunos enfoques terapéuticos comunes incluyen:

Evaluación médica: una evaluación médica exhaustiva puede ayudar a identificar cualquier factor físico que contribuya a la dispareunia, como infecciones o afecciones médicas, y guiar el tratamiento adecuado.

cognitivo- conductual (TCC): la TCC puede ayudar a las personas a identificar y desafiar los patrones de pensamiento y creencias negativos relacionados con sus experiencias sexuales y el dolor, promoviendo perspectivas más adaptativas.

Intervenciones basadas en la atención plena: las técnicas de atención plena pueden ayudar a las personas a cultivar la conciencia del momento presente, la aceptación sin prejuicios y la autocompasión , reduciendo la ansiedad y promoviendo la relajación durante los encuentros sexuales.

Capacitación en habilidades de comunicación: Fomentar la comunicación abierta y honesta entre los socios puede ayudar a reducir la ansiedad, fomentar la confianza y promover la comprensión en la relación.

8.5 Estrategias para reducir la incomodidad y aumentar el placer

Lubricación: el uso de un lubricante a base de agua de alta calidad puede ayudar a reducir la fricción y la incomodidad durante las relaciones sexuales, especialmente para las personas que experimentan sequedad vaginal.

Técnicas de relajación: Practicar la respiración profunda, la relajación muscular progresiva u otras técnicas de relajación antes y durante la actividad sexual puede ayudar a reducir la ansiedad y promover la relajación, lo que podría reducir el dolor.

Ritmo y posicionamiento: Experimentar con diferentes posiciones o técnicas sexuales puede ayudar a las personas a encontrar las opciones más cómodas y placenteras para ellas, reduciendo el dolor y aumentando la satisfacción.

Apoyo emocional: Construir una fuerte conexión emocional con una pareja puede ayudar a crear un ambiente seguro y de apoyo, promoviendo la confianza y reduciendo la ansiedad durante la actividad sexual.

8.6 Conclusión

La dispareunia puede afectar significativamente la vida sexual de una persona, causando angustia y reduciendo la satisfacción. Al comprender las posibles causas de las relaciones sexuales dolorosas y buscar el apoyo de profesionales calificados, las personas pueden trabajar para reducir la incomodidad y mejorar sus experiencias sexuales. La terapia sexual puede desempeñar un papel crucial en el tratamiento de los factores físicos, emocionales y relacionales que contribuyen a la dispareunia, brindando a las personas las herramientas y estrategias necesarias para superar este desafío y disfrutar de encuentros sexuales más placenteros y satisfactorios.

Capítulo 9: Superar la dificultad para lograr el orgasmo: estrategias para aumentar el placer

9.1 Introducción

Experimentar desafíos para alcanzar el orgasmo, también conocido como anorgasmia, es una preocupación común para muchas personas, independientemente del género. Estas dificultades pueden ocurrir de manera ocasional o constante y pueden afectar significativamente la satisfacción sexual y el bienestar general de una persona. En este capítulo, discutiremos las posibles causas de la dificultad para lograr el orgasmo, el papel de la terapia sexual para abordar estos desafíos y las técnicas para mejorar la excitación, la estimulación y, en última instancia, el potencial orgásmico.

9.2 Comprender la anorgasmia

La anorgasmia puede manifestarse de varias maneras, incluido el orgasmo tardío, el orgasmo poco frecuente o la incapacidad total para alcanzar el orgasmo. Puede ser situacional, ocurriendo solo bajo circunstancias específicas o con ciertas parejas, o puede ser generalizado, afectando todas las experiencias sexuales. Comprender los factores que contribuyen a la anorgasmia es esencial para desarrollar estrategias efectivas para aumentar el placer.

9.3 Causas comunes de dificultad para lograr el orgasmo

Varios factores pueden contribuir a la dificultad para alcanzar el orgasmo, entre ellos:

Factores físicos: las condiciones médicas, los desequilibrios hormonales o el uso de ciertos medicamentos pueden afectar la capacidad de una persona para alcanzar el orgasmo.

Factores psicológicos: la ansiedad, la depresión o las creencias negativas sobre el sexo y el placer pueden interferir con la respuesta orgásmica de un individuo.

Problemas de relación: la mala comunicación, los conflictos no resueltos o la distancia emocional dentro de una relación pueden contribuir a las dificultades para alcanzar el orgasmo.

Experiencias pasadas: Las experiencias sexuales traumáticas o negativas pueden crear barreras emocionales que interfieren con el potencial orgásmico.

9.4 El papel de la terapia sexual para abordar la dificultad para lograr el orgasmo

Los terapeutas sexuales pueden ayudar a individuos y parejas a explorar los factores que contribuyen a la dificultad para alcanzar el orgasmo y desarrollar estrategias personalizadas para superar estos desafíos. Algunos enfoques terapéuticos comunes incluyen:

Evaluación médica: una evaluación médica exhaustiva puede ayudar a identificar cualquier factor físico que pueda estar contribuyendo a la anorgasmia y guiar el tratamiento adecuado.

cognitivo- conductual (TCC): la TCC puede ayudar a las personas a identificar y desafiar patrones de pensamiento y creencias negativos relacionados con sus experiencias y placer sexuales, promoviendo perspectivas más saludables.

Intervenciones basadas en la atención plena: las técnicas de atención plena pueden ayudar a las personas a cultivar la conciencia del momento presente, la aceptación sin prejuicios y la autocompasión, lo que reduce la ansiedad y promueve la relajación durante los encuentros sexuales.

Capacitación en habilidades de comunicación: fomentar la comunicación abierta y honesta entre los socios puede ayudar a fomentar la confianza, la comprensión y la conexión emocional en la relación.

9.5 Técnicas para mejorar la excitación, la estimulación y el potencial orgásmico

Autoexploración: Participar en la autoexploración a través de la masturbación puede ayudar a las personas a comprender mejor sus cuerpos, patrones de excitación y preferencias, mejorando en última instancia su capacidad para alcanzar el orgasmo durante la actividad sexual en pareja.

Sensate focus: Sensate focus es una técnica terapéutica que consiste en explorar y experimentar el tacto y las sensaciones sin la presión de alcanzar el orgasmo. Este enfoque puede ayudar a las personas a estar más en sintonía con sus cuerpos y mejorar su capacidad de respuesta sexual en general.

Fantasía y erotismo: incorporar fantasía o erotismo en el repertorio sexual de uno puede ayudar a estimular la excitación y aumentar el potencial para el orgasmo.

Estimulación variable: Experimentar con diferentes tipos e intensidades de estimulación, como usar vibradores o participar en diversas actividades sexuales, puede ayudar a las personas a descubrir qué les funciona mejor para alcanzar el orgasmo.

Técnicas de relajación: la práctica de técnicas de relajación, como la respiración profunda, la relajación muscular progresiva o la atención plena, puede ayudar a reducir la ansiedad y promover un estado más relajado durante la actividad sexual, lo que puede mejorar el potencial orgásmico.

9.6 Conclusión

La dificultad para alcanzar el orgasmo puede ser un problema complejo y multifacético, influenciado por una variedad de factores físicos, psicológicos y relacionales. Al comprender las posibles causas y buscar el apoyo de profesionales calificados, las personas pueden trabajar para superar estos desafíos y mejorar sus experiencias sexuales. La terapia sexual juega un papel vital en el tratamiento de los factores que contribuyen a la dificultad para alcanzar el orgasmo, brindando a las personas las herramientas y estrategias necesarias para superar este obstáculo y disfrutar de encuentros sexuales más placenteros y satisfactorios. A través de la autoexploración, la comunicación y un enfoque en la excitación y la estimulación, las personas pueden desbloquear su potencial orgásmico y experimentar una mayor satisfacción sexual.

Capítulo 10: Fomentar la intimidad y la conexión emocional: fortalecer los cimientos de una relación sexual plena

10.1 Introducción

La intimidad emocional es un aspecto crítico de una relación sexual saludable. Cuando las parejas luchan por mantener la cercanía y la conexión, sus experiencias sexuales pueden verse afectadas. En este capítulo, exploraremos la importancia de la intimidad emocional en una relación sexual, discutiremos las barreras comunes para establecer y mantener la intimidad y describiremos cómo la terapia sexual puede ayudar a las parejas a profundizar sus lazos emocionales y mejorar su vida sexual.

10.2 La importancia de la intimidad emocional en las relaciones sexuales

La intimidad emocional es la base sobre la cual se construyen relaciones sexuales satisfactorias y satisfactorias. Una fuerte conexión emocional permite a las parejas comunicarse abiertamente, confiar el uno en el otro y sentirse cómodos explorando sus deseos y límites sexuales. Cuando falta la intimidad emocional, las parejas pueden experimentar un mayor conflicto, una disminución de la satisfacción y una incapacidad para disfrutar plenamente de sus experiencias sexuales.

10.3 Barreras comunes a la intimidad emocional

Varios factores pueden crear barreras para la intimidad emocional en una relación, entre ellos:

Mala comunicación: La comunicación inadecuada puede conducir a malentendidos, conflictos no resueltos y distanciamiento emocional.

Experiencias pasadas no resueltas: los traumas pasados o las experiencias negativas en relaciones anteriores pueden crear barreras emocionales que dificultan la intimidad.

Miedo a la vulnerabilidad: el miedo al rechazo, el juicio o la pérdida puede impedir que las personas se abran y compartan sus emociones con sus parejas.

Problemas emocionales o de salud mental: la ansiedad, la depresión u otros problemas de salud mental pueden afectar la capacidad de una persona para conectarse con su pareja a nivel emocional.

10.4 El papel de la terapia sexual en el fomento de la intimidad emocional

Los terapeutas sexuales pueden ayudar a las parejas a comprender las barreras a la intimidad emocional en su relación y enseñarles estrategias para profundizar su conexión emocional. Algunos enfoques terapéuticos comunes incluyen:

Terapia centrada en las emociones (EFT): EFT es un enfoque terapéutico diseñado para ayudar a las parejas a identificar y abordar las emociones y patrones subyacentes que contribuyen a la desconexión, promoviendo una comprensión más profunda del otro y un vínculo emocional más fuerte.

Capacitación en habilidades de comunicación: aprender técnicas de comunicación efectivas puede ayudar a las parejas a expresar sus emociones, deseos e inquietudes de manera abierta y honesta, fomentando una mayor confianza e intimidad.

Intervenciones basadas en el apego: la terapia basada en el apego puede ayudar a las personas a explorar sus estilos de apego y comprender cómo estos patrones pueden estar influyendo en sus relaciones, permitiéndoles abordar cualquier barrera para la intimidad emocional.

Ejercicios y tareas para parejas: los terapeutas pueden asignar ejercicios o actividades para que las parejas los completen fuera de las sesiones de terapia, diseñados para promover la conexión emocional y fortalecer su relación.

10.5 Estrategias para profundizar los lazos afectivos y mejorar la vida sexual

Comunicación abierta: fomente la comunicación abierta y honesta sobre las emociones, los deseos y las preocupaciones para fomentar la confianza y la intimidad emocional.

Controles emocionales: Comuníquense regularmente para hablar sobre sentimientos, pensamientos y cualquier problema que pueda estar afectando la relación.

Actividades compartidas: participe en actividades o pasatiempos compartidos que promuevan la conexión y creen experiencias compartidas positivas.

Apoyo emocional: Brindar apoyo emocional mutuo durante momentos de estrés, incertidumbre o dificultad, demostrando empatía y comprensión.

Toque físico: incorpore contacto físico no sexual, como abrazos, caricias o tomarse de la mano, para promover la cercanía y la conexión emocional.

10.6 Conclusión

La intimidad emocional es un componente crítico de una relación sexual satisfactoria y satisfactoria. Al comprender las barreras a la intimidad emocional y buscar el apoyo de profesionales calificados, las parejas pueden trabajar para profundizar sus lazos emocionales y mejorar sus experiencias sexuales. La terapia sexual puede desempeñar un papel crucial en el fomento de la intimidad emocional, brindando a las parejas las herramientas y estrategias necesarias para superar los desafíos y crear una base sólida para una relación sexual saludable y satisfactoria.

Capítulo 11: Superar los desafíos de la comunicación: navegar conversaciones sobre necesidades y límites sexuales

11.1 Introducción

La comunicación abierta y honesta sobre los deseos, preferencias y límites sexuales es esencial para una vida sexual satisfactoria. Sin embargo, muchas personas luchan por expresar sus necesidades y preocupaciones con sus parejas de manera efectiva. En este capítulo, exploraremos la importancia de la comunicación efectiva en las relaciones sexuales, discutiremos los desafíos comunes que enfrentan las personas al hablar sobre temas sexuales y describiremos cómo la terapia sexual puede ayudar a los clientes a desarrollar las habilidades de comunicación necesarias para fomentar una relación sexual sana y mutuamente satisfactoria.

11.2 La importancia de la comunicación efectiva en las relaciones sexuales

La comunicación efectiva es crucial para generar confianza, intimidad emocional y comprensión en una relación sexual. Permite a los socios expresar sus deseos, preferencias y límites abiertamente, asegurando que ambos individuos se sientan respetados, valorados y satisfechos. Cuando se interrumpe la comunicación, pueden surgir malentendidos, necesidades no satisfechas y conflictos, lo que lleva a una disminución de la satisfacción sexual y un posible daño a la relación.

11.3 Desafíos de comunicación comunes en la discusión de temas sexuales

Varios factores pueden contribuir a los desafíos de comunicación relacionados con las necesidades y los límites sexuales, entre ellos:

Miedo al rechazo o al juicio: las personas pueden dudar en expresar sus deseos o preferencias sexuales por temor a ser rechazadas o juzgadas por su pareja.

Vergüenza o vergüenza: los estigmas sociales o culturales que rodean el sexo pueden hacer que las personas se sientan avergonzadas o avergonzadas de hablar sobre sus necesidades y límites sexuales.

Falta de vocabulario o conocimiento: las personas pueden tener dificultades para articular sus deseos y preferencias sexuales debido a la falta de vocabulario o comprensión de sus propias necesidades sexuales.

Malentendidos o suposiciones: las parejas pueden malinterpretar las señales del otro o hacer suposiciones sobre los deseos o límites de su pareja, lo que lleva a una falta de comunicación y necesidades insatisfechas.

11.4 El papel de la terapia sexual en el desarrollo de habilidades de comunicación

La terapia sexual puede ayudar a individuos y parejas a desarrollar las habilidades de comunicación necesarias para navegar conversaciones sobre temas sexuales. Algunos enfoques terapéuticos comunes incluyen:

Capacitación en escucha activa: aprender técnicas de escucha activa puede ayudar a las parejas a comprender mejor las perspectivas del otro y crear un ambiente de apoyo para discutir temas sexuales.

Entrenamiento en asertividad: El entrenamiento en asertividad puede ayudar a las personas a desarrollar la confianza y las habilidades necesarias para expresar sus deseos, preferencias y límites sexuales de manera abierta y respetuosa.

Ejercicios de juego de roles: los escenarios de juego de roles en la terapia pueden proporcionar un espacio seguro para que los clientes practiquen la discusión de sus necesidades y límites sexuales, desarrollando su confianza y habilidades de comunicación.

Psicoeducación: Proporcionar a los clientes información sobre salud sexual, anatomía y placer puede empoderarlos para comprender mejor sus propias necesidades y preferencias sexuales, facilitando una comunicación más efectiva con su pareja.

11.5 Estrategias para navegar conversaciones sobre necesidades y límites sexuales

Elija el momento y el lugar correctos: asegúrese de que ambos miembros de la pareja se sientan cómodos y receptivos para hablar sobre temas sexuales eligiendo un entorno tranquilo, privado y sin distracciones.

Use declaraciones con "yo": exprese sus sentimientos, deseos y preferencias usando declaraciones con "yo" para evitar culpar o juzgar a su pareja.

Sea específico y claro: articule claramente sus necesidades y límites, proporcionando ejemplos específicos o sugerencias para ayudar a su pareja a comprender su perspectiva.

Escuche y valide: cuando su pareja exprese sus deseos o preocupaciones, escuche activamente y valide sus sentimientos para crear un entorno de apoyo y comprensión.

Esté abierto a la retroalimentación: aborde la conversación con una mente abierta, manteniéndose receptivo a la perspectiva de su pareja y dispuesto a hacer ajustes o compromisos para el beneficio de la relación.

11.6 Conclusión

La comunicación efectiva es vital para fomentar una relación sexual sana y mutuamente satisfactoria. Al reconocer y abordar los desafíos de comunicación relacionados con las necesidades y los límites sexuales, las personas pueden trabajar para generar confianza, comprensión y respeto dentro de sus parejas. La terapia sexual puede desempeñar un papel esencial en el desarrollo de las habilidades de comunicación necesarias para navegar conversaciones sobre temas sexuales, capacitando a los clientes para expresar sus deseos, preferencias y límites de manera abierta y efectiva. Al implementar estrategias como la escucha activa, la asertividad y la apertura a la retroalimentación, las parejas pueden mejorar sus habilidades de comunicación y crear una base sólida para una relación sexual satisfactoria y satisfactoria. La capacidad de hablar abiertamente sobre las necesidades y los límites sexuales no solo puede mejorar la satisfacción sexual, sino también profundizar la intimidad emocional y la satisfacción general de la relación.

Capítulo 12: Vinculación emocional en la terapia sexual

a. El papel del vínculo emocional en las relaciones sexuales

El vínculo emocional es un componente crítico de cualquier relación sexual saludable, ya que sirve como base para la confianza, la seguridad y la intimidad. Una fuerte conexión emocional permite a las parejas navegar por las complejidades de sus experiencias sexuales de manera más efectiva, fomentando una comunicación abierta y mejorando la satisfacción sexual. En la terapia sexual, el proceso de profundizar los lazos emocionales puede ser fundamental para abordar diversas preocupaciones y desafíos sexuales.

b. La importancia de la intimidad emocional

La intimidad emocional se refiere a la cercanía, la vulnerabilidad y la comprensión compartida entre los socios. Es la sensación de ser verdaderamente conocidos y aceptados unos por otros, brindando un espacio seguro para que cada persona exprese sus sentimientos, deseos e inquietudes abiertamente. La intimidad emocional es esencial para una relación sexual satisfactoria, ya que permite a las parejas comunicar sus necesidades, explorar sus deseos y abordar cualquier problema que pueda surgir. En la terapia sexual, la construcción de la intimidad emocional suele ser un enfoque central, ya que sirve como base para superar los desafíos sexuales y mejorar las experiencias sexuales.

C. Estrategias para profundizar los vínculos emocionales

- Priorice el tiempo de calidad: reserve tiempo dedicado para pasarlo con su pareja, centrándose en actividades no sexuales que fomenten la conexión y la cercanía. Participen en pasatiempos compartidos, tengan citas nocturnas regulares o simplemente disfruten de momentos tranquilos juntos.

- Comunicación abierta y honesta: Practique la comunicación abierta y honesta sobre sus sentimientos, deseos e inquietudes. Cree un espacio seguro y sin prejuicios para que ambos miembros de la pareja se expresen libremente y se escuchen con empatía.

- Participe en la vulnerabilidad emocional: comparta sus pensamientos, sentimientos y experiencias con su pareja, incluso cuando hacerlo se sienta difícil o incómodo. Ser emocionalmente vulnerable puede profundizar los lazos emocionales y fomentar la confianza y la comprensión.

- Practica la empatía y la validación: Muestra empatía y validación por los sentimientos y experiencias de tu pareja. Reconozca sus emociones, intente comprender su perspectiva y ofrezca apoyo.

- Participar en el contacto físico y el afecto: el contacto físico no sexual , como acurrucarse, abrazarse o tomarse de la mano, puede mejorar la intimidad emocional y reforzar los sentimientos de conexión y cercanía.

- Fortalezca la confianza y la seguridad: Genere confianza siendo confiable, consistente y respetuoso en sus acciones y comunicación. Cree un entorno seguro en el que ambos socios se sientan cómodos expresando sus necesidades y límites.

- Participar en terapia de pareja o terapia sexual: la participación en la terapia puede brindar orientación y apoyo para profundizar los lazos emocionales, abordar las preocupaciones sexuales y mejorar la satisfacción general de la relación.

Al centrarse en estas estrategias, las parejas pueden fortalecer sus lazos emocionales y construir la base necesaria para una vida sexual plena y conectada. A su vez, esta conexión emocional puede servir como una herramienta poderosa para abordar y superar varios desafíos sexuales y mejorar las experiencias sexuales.

La vinculación en las relaciones es un proceso complejo que involucra una combinación de factores psicológicos, emocionales y fisiológicos. Un aspecto importante de la vinculación de la relación es el papel de las hormonas, que juegan un papel crucial en el fomento del apego, el amor y la confianza entre los socios. Algunas de las hormonas clave involucradas en la vinculación de la relación son la oxitocina, la vasopresina, la dopamina y las endorfinas.

- Oxitocina: a menudo conocida como la "hormona del amor" o la "hormona del abrazo", la oxitocina juega un papel vital en la unión de las relaciones. La oxitocina se libera durante actividades como abrazos, caricias, besos y relaciones sexuales. Esta hormona ayuda a crear sentimientos de confianza, apego e intimidad emocional entre la pareja. La oxitocina también juega un papel importante en el vínculo entre padres e hijos, especialmente durante el parto y la lactancia.

- Vasopresina: la vasopresina es otra hormona que contribuye a la vinculación de las relaciones, principalmente en el contexto de asociaciones a largo plazo. Las investigaciones sugieren que la vasopresina participa en la formación de enlaces de pareja, así como en el mantenimiento y la regulación de estos enlaces a lo largo del tiempo. Se cree que desempeña un papel en la promoción de sentimientos de apego y compromiso en las relaciones románticas.

- Dopamina: La dopamina es un neurotransmisor asociado con los centros de recompensa y placer del cerebro . Juega un papel clave en las primeras etapas del amor romántico, ya que se libera cuando experimentamos sentimientos de emoción, novedad y placer. La dopamina nos impulsa a buscar experiencias placenteras y puede contribuir a los intensos sentimientos de atracción y deseo que caracterizan la "fase de luna de miel" de una relación.

- Endorfinas: Las endorfinas son neurotransmisores que actúan como analgésicos naturales y levantan el ánimo. Se liberan durante actividades como el ejercicio, la risa y la actividad sexual. En el contexto de las relaciones, las endorfinas pueden contribuir a los sentimientos de felicidad, satisfacción y bienestar, promoviendo el vínculo entre los socios.

Además de estas hormonas, otros factores como las experiencias compartidas, la comunicación, la vulnerabilidad emocional y la confianza juegan un papel fundamental en el proceso de vinculación en las relaciones. Al comprender la interacción de estos factores psicológicos, emocionales y hormonales, las parejas pueden apreciar mejor la complejidad de la vinculación de la relación y trabajar para fomentar conexiones más fuertes entre sí.

En conclusión, la comunicación y el vínculo son componentes cruciales de una relación sana y satisfactoria. La comunicación abierta y honesta permite a los socios navegar por sus deseos, preferencias, límites e inquietudes, fomentando la confianza y la seguridad dentro de la relación. El vínculo emocional, que está influenciado por una interacción compleja de factores psicológicos, emocionales y hormonales, profundiza la conexión entre las parejas y les permite comprenderse y apoyarse mejor.

Las estrategias para mejorar la comunicación y profundizar los lazos emocionales incluyen priorizar el tiempo de calidad, entablar un diálogo abierto y honesto, practicar la empatía y la validación, y participar en actividades que fomenten el contacto físico y el afecto. Al centrarse en estos aspectos, las parejas pueden cultivar conexiones más fuertes y una relación íntima más satisfactoria. Además, comprender el papel de las hormonas como la oxitocina, la vasopresina, la dopamina y las endorfinas en la vinculación de las relaciones ayuda a proporcionar una visión integral de la naturaleza multifacética del apego y el amor. A su vez, este conocimiento puede capacitar a las personas y las parejas a trabajar para mantener y fortalecer sus vínculos, asegurando una asociación más satisfactoria y conectada.

Capítulo 13: Comprender el deseo y la excitación sexuales

a. La ciencia del deseo sexual y la excitación

El deseo sexual y la excitación son procesos complejos que involucran una intrincada interacción entre factores psicológicos, emocionales, fisiológicos y hormonales. El deseo sexual, a menudo denominado libido, representa la motivación y el interés en participar en la actividad sexual. La excitación, por otro lado, se refiere al estado fisiológico y psicológico de excitación y preparación para la actividad sexual.

A nivel fisiológico, la excitación sexual implica un aumento del flujo sanguíneo a la región genital, lo que lleva a cambios físicos como la erección en los hombres y la lubricación vaginal en las mujeres. Los neurotransmisores como la dopamina, la serotonina y la norepinefrina, junto con hormonas como la testosterona y el estrógeno, juegan un papel esencial en la regulación del deseo y la excitación sexual.

Los factores psicológicos y emocionales, como el estado de ánimo, el estrés, la autoestima, la imagen corporal y la dinámica de las relaciones, también pueden afectar significativamente el deseo y la excitación sexual.

b. Problemas comunes relacionados con el deseo y la excitación

Varios problemas pueden afectar el deseo y la excitación sexual, lo que genera desafíos en la vida sexual de una persona. Algunos problemas comunes relacionados con el deseo y la excitación incluyen:

- Bajo deseo sexual: Esto se refiere a una falta persistente de interés o motivación para la actividad sexual, que puede resultar de factores como estrés, desequilibrios hormonales, problemas de relación o condiciones médicas.

- Excitación sexual inhibida: esto ocurre cuando un individuo experimenta dificultad para excitarse físicamente durante la actividad sexual. Puede ser causado por factores como estrés, ansiedad, desequilibrios hormonales o condiciones médicas subyacentes.

- Deseo no coincidente: Esto se refiere a una discrepancia en el nivel de deseo sexual entre los socios, lo que puede crear tensión e insatisfacción en la relación.

C. Estrategias para mejorar y mantener el deseo sexual y la excitación en una relación

- Comunicación abierta: discuta sus deseos, fantasías y preferencias sexuales con su pareja de manera abierta y honesta, creando un espacio seguro y sin prejuicios para que ambos expresen sus necesidades.

- Priorice la intimidad: pase tiempo de calidad juntos, participe en contacto no sexual y fomente la conexión emocional para fortalecer su vínculo y mejorar los sentimientos de deseo y excitación.

- Controle el estrés: incorpore técnicas de control del estrés como ejercicio, meditación y prácticas de relajación para minimizar el impacto del estrés en su deseo y excitación sexual.

- Mantenga la salud física: cuide su bienestar físico general manteniendo una dieta balanceada, haciendo ejercicio regularmente, durmiendo lo suficiente y abordando cualquier condición médica subyacente que pueda afectar su funcionamiento sexual.

- Experimente y explore: Esté abierto a probar nuevas experiencias, posiciones o actividades sexuales con su pareja, ya que esto puede ayudar a reavivar el deseo y la excitación.

- Concéntrese en el placer: Cambie su enfoque del desempeño al placer durante la actividad sexual, concentrándose en las sensaciones y emociones que le brindan alegría y satisfacción.

- Busque ayuda profesional: si continúa experimentando problemas con el deseo y la excitación sexual, considere buscar la orientación de un terapeuta sexual calificado o un profesional médico para explorar las posibles causas subyacentes y desarrollar un plan de tratamiento personalizado.

Capítulo 14: Enfermedad y terapia sexual

a. La conexión entre el estado de ánimo y el funcionamiento sexual

El estado de ánimo juega un papel importante en el funcionamiento sexual de un individuo, con emociones como el estrés, la ansiedad y la depresión que a menudo contribuyen a los desafíos relacionados con el deseo, la excitación y la satisfacción. Un estado emocional saludable es esencial para experimentar una vida sexual plena, ya que promueve sentimientos de conexión, intimidad y bienestar. Por el contrario, los trastornos del estado de ánimo pueden afectar negativamente el funcionamiento sexual de un individuo y la satisfacción general de la relación.

b. El impacto de los trastornos del estado de ánimo en el funcionamiento sexual

Los trastornos del estado de ánimo, como la depresión, la ansiedad y el trastorno bipolar, pueden tener un efecto profundo en el funcionamiento sexual de una persona. Algunas de las formas en que los trastornos del estado de ánimo pueden afectar la salud sexual incluyen:

- Disminución del deseo sexual: los trastornos del estado de ánimo pueden conducir a una reducción de la libido, lo que dificulta que las personas se sientan motivadas o interesadas en participar en actividades sexuales.

- Excitación sexual inhibida: la ansiedad y la depresión pueden dificultar que las personas se exciten físicamente o mantengan la excitación durante la actividad sexual.

- Dificultad para alcanzar el orgasmo: los trastornos del estado de ánimo pueden contribuir a los desafíos para alcanzar el orgasmo, lo que resulta en una disminución de la satisfacción sexual.

- Interrupciones en la dinámica de la relación: los trastornos del estado de ánimo pueden tensar la dinámica de la relación, lo que lleva a una distancia emocional y reduce la intimidad entre los socios.

- Efectos secundarios de los medicamentos: algunos medicamentos utilizados para tratar los trastornos del estado de ánimo, como los antidepresivos y los estabilizadores del estado de ánimo, pueden tener efectos secundarios que afectan negativamente el funcionamiento sexual, incluida la reducción de la libido, la dificultad para lograr la excitación y la dificultad para alcanzar el orgasmo.

C. Terapia sexual y trastornos del estado de ánimo

La terapia sexual puede ser una herramienta valiosa para abordar los desafíos sexuales asociados con los trastornos del estado de ánimo. Algunas estrategias y técnicas que se pueden emplear dentro de la terapia sexual incluyen:

Identificar y abordar los trastornos del estado de ánimo subyacentes: un primer paso crucial para abordar los desafíos sexuales relacionados con los trastornos del estado de ánimo es diagnosticar y tratar adecuadamente la afección subyacente. Esto puede implicar trabajar con un profesional de la salud mental o un psiquiatra para desarrollar un plan de tratamiento adecuado.

- Psicoeducación: Proporcionar a las personas y parejas información sobre el impacto de los trastornos del estado de ánimo en el funcionamiento sexual puede ayudar a normalizar sus experiencias y fomentar la comprensión.

- Capacitación en habilidades de comunicación: fomentar la comunicación abierta y honesta entre las parejas sobre sus sentimientos, deseos y preocupaciones relacionadas con el funcionamiento sexual y los trastornos del estado de ánimo puede ayudar a generar confianza, intimidad emocional y comprensión.

- Técnicas de atención plena y relajación: la incorporación de prácticas de atención plena, como ejercicios de respiración profunda, relajación muscular progresiva e imágenes guiadas, puede ayudar a las personas a controlar el estrés, la ansiedad y los síntomas depresivos que pueden estar afectando su funcionamiento sexual.

- Intervenciones conductuales: la introducción de estrategias conductuales específicas, como ejercicios centrados en los sentidos o la programación de "citas sexuales" periódicas, puede ayudar a las personas y parejas a reconstruir gradualmente su conexión sexual y superar los desafíos relacionados con el deseo, la excitación y la satisfacción.

- Manejo de medicamentos: colaborar con un profesional médico para evaluar y posiblemente ajustar los medicamentos utilizados para tratar los trastornos del estado de ánimo puede ayudar a minimizar los efectos secundarios sexuales y mejorar el funcionamiento sexual en general.

Al abordar la compleja interacción entre el estado de ánimo, los trastornos del estado de ánimo y el funcionamiento sexual, la terapia sexual puede ayudar a las personas y las parejas a superar los desafíos asociados con estas condiciones y trabajar hacia una vida sexual más satisfactoria y conectada.

Trastornos psiquiátricos que provocan un comportamiento hipersexual.

El comportamiento hipersexual, también conocido como comportamiento sexual compulsivo o adicción sexual, implica participar en patrones persistentes y crecientes de comportamientos sexuales que interfieren con la vida diaria, las relaciones y el bienestar general de un individuo. Varios trastornos psiquiátricos pueden estar asociados con el comportamiento hipersexual:

- Trastorno bipolar: El trastorno bipolar se caracteriza por episodios alternos de manía y depresión. Durante los episodios maníacos, las personas pueden experimentar un aumento de la energía, la impulsividad y una menor necesidad de dormir, lo que puede conducir a un comportamiento hipersexual. Pueden involucrarse en actividades sexuales riesgosas, múltiples parejas sexuales o uso compulsivo de pornografía.

- Trastorno límite de la personalidad: las personas con trastorno límite de la personalidad (BPD, por sus siglas en inglés) a menudo luchan con relaciones inestables, autoimagen y emociones. Pueden participar en comportamientos impulsivos, incluida la hipersexualidad, como una forma de hacer frente a las emociones intensas, obtener una sensación de control o buscar la aprobación de los demás.

- Trastorno por déficit de atención con hiperactividad (TDAH): el TDAH se caracteriza por síntomas de falta de atención, impulsividad e hiperactividad. Algunas personas con TDAH pueden tener comportamientos sexuales impulsivos, que pueden manifestarse como hipersexualidad.

- Trastorno obsesivo-compulsivo (TOC): aunque no es tan común, algunas personas con TOC pueden desarrollar comportamientos sexuales compulsivos como parte de su trastorno. Esto puede implicar pensamientos sexuales intrusivos o participar en comportamientos sexuales repetitivos para aliviar la ansiedad.

- Trastornos por uso de sustancias: el uso de ciertas sustancias, como los estimulantes, puede causar un aumento en el deseo sexual y la impulsividad, lo que lleva a un comportamiento hipersexual. El consumo de sustancias también puede exacerbar los síntomas de otros trastornos psiquiátricos, lo que contribuye aún más a la hipersexualidad.

- Trastorno de compulsividad sexual: este es un trastorno psiquiátrico propuesto que se caracteriza por pensamientos y comportamientos sexuales compulsivos que causan una angustia y un deterioro significativos en la vida diaria. Si bien aún no se reconoce oficialmente como un diagnóstico distinto, es un tema de debate e investigación en curso en la comunidad de salud mental.

Es importante tener en cuenta que no todas las personas con estos trastornos psiquiátricos exhibirán un comportamiento hipersexual. Sin embargo, cuando la hipersexualidad coexiste con un trastorno psiquiátrico, es esencial abordar tanto la afección subyacente como los comportamientos sexuales a través de intervenciones de tratamiento adecuadas, como el manejo de medicamentos, la psicoterapia y los grupos de apoyo.

Trastornos por uso de sustancias: el uso de ciertas sustancias, como los estimulantes, puede causar un aumento en el deseo sexual y la impulsividad, lo que lleva a un comportamiento hipersexual. El consumo de sustancias también puede exacerbar los síntomas de otros trastornos psiquiátricos, lo que contribuye aún más a la hipersexualidad. Sea más específico y reescriba.

Trastornos por uso de sustancias e hipersexualidad: Ciertas sustancias, particularmente los estimulantes, se han relacionado con un aumento del deseo sexual y la impulsividad, lo que puede resultar en un comportamiento hipersexual. Los ejemplos de estimulantes que pueden contribuir a la hipersexualidad incluyen metanfetamina, cocaína y MDMA (éxtasis). Estas sustancias pueden aumentar las sensaciones, disminuir las inhibiciones y aumentar los niveles de energía, todo lo cual puede contribuir a aumentar la actividad sexual y los comportamientos de riesgo.

Además de los estimulantes, otras sustancias, como el alcohol y los opioides, también pueden afectar el comportamiento sexual, aunque de diferentes maneras. Si bien el alcohol inicialmente puede disminuir las inhibiciones y aumentar el deseo sexual, el consumo excesivo puede conducir a un rendimiento sexual deficiente. Los opioides, por otro lado, tienen más probabilidades de disminuir la libido y causar disfunción sexual.

El consumo de sustancias también puede exacerbar los síntomas de trastornos psiquiátricos preexistentes, lo que contribuye aún más a la hipersexualidad. Por ejemplo, las personas con trastorno bipolar que consumen sustancias pueden experimentar episodios maníacos más frecuentes o graves, lo que aumenta la probabilidad de conductas sexuales impulsivas y de riesgo. De manera similar, las personas con trastorno límite de la personalidad pueden involucrarse en el uso de sustancias como un mecanismo de supervivencia, lo que puede aumentar la impulsividad y conducir a un comportamiento hipersexual.

Es crucial abordar tanto el trastorno por uso de sustancias como cualquier trastorno psiquiátrico concurrente cuando se trata a personas que exhiben un comportamiento hipersexual relacionado con el uso de sustancias. Esto puede involucrar una combinación de desintoxicación, manejo de medicamentos, psicoterapia y grupos de apoyo para ayudar a las personas a lograr y mantener la sobriedad mientras se abordan los factores subyacentes que contribuyen a su hipersexualidad.

El alcohol es un depresor del sistema nervioso central que puede tener una variedad de efectos en el comportamiento sexual. Si bien el consumo moderado de alcohol puede reducir las inhibiciones y aumentar el deseo sexual en algunas personas, el consumo excesivo de alcohol puede tener una variedad de consecuencias negativas para el comportamiento y el funcionamiento sexual.

- Inhibiciones reducidas: el alcohol puede reducir la ansiedad social y la timidez, lo que inicialmente puede hacer que las personas estén más abiertas a participar en actividades sexuales. Sin embargo, esta inhibición reducida también puede conducir a conductas sexuales de riesgo, como tener relaciones sexuales sin protección o tener múltiples parejas sexuales, lo que puede aumentar el riesgo de infecciones de transmisión sexual y embarazos no deseados.

- Deterioro de la toma de decisiones: el alcohol puede afectar el juicio y la capacidad de toma de decisiones de una persona, lo que lleva a malas decisiones relacionadas con el comportamiento sexual, como no usar protección o participar en actividades sexuales con las que uno podría no sentirse cómodo cuando está sobrio.

- Disminución del rendimiento sexual: el consumo excesivo de alcohol puede causar disfunción sexual tanto en hombres como en mujeres. En los hombres, esto puede manifestarse como disfunción eréctil, dificultad para lograr o mantener una erección y eyaculación tardía. En las mujeres, el alcohol puede provocar una reducción de la lubricación vaginal, dificultad para alcanzar el orgasmo y disminución del deseo sexual.

- Efectos emocionales: el alcohol puede afectar negativamente las conexiones emocionales durante las actividades sexuales, lo que dificulta que las personas se sientan emocionalmente presentes o íntimas con sus parejas. Esto puede conducir a sentimientos de insatisfacción y reducción del disfrute general de las experiencias sexuales.

- Trastornos por consumo de alcohol y salud sexual: El consumo excesivo y crónico de alcohol puede tener efectos a largo plazo en la salud sexual. Además de la disfunción sexual, el abuso del alcohol puede contribuir al desarrollo de trastornos del estado de ánimo, problemas de relación y otros problemas de salud, que pueden afectar aún más el bienestar sexual de una persona.

En resumen, mientras que el consumo moderado de alcohol puede aumentar el deseo sexual y disminuir las inhibiciones para algunas personas, el consumo excesivo de alcohol puede conducir a una toma de decisiones deficiente, un rendimiento sexual reducido y resultados emocionales negativos. Es esencial tener en cuenta los efectos potenciales del alcohol en el comportamiento sexual y tomar decisiones informadas sobre el consumo de alcohol para promover experiencias sexuales más saludables y el bienestar general.

Trastornos psiquiátricos que provocan una conducta hiposexual.

El comportamiento hiposexual se refiere a una disminución persistente o falta de interés en la actividad sexual. Varios trastornos psiquiátricos pueden contribuir al comportamiento hiposexual:

- Trastorno depresivo mayor: la depresión a menudo conduce a una pérdida de interés o placer en actividades que alguna vez fueron placenteras, incluido el sexo. La disminución de la libido, la dificultad con la excitación y los problemas para lograr el orgasmo son comunes entre las personas con trastorno depresivo mayor.

- Trastornos de ansiedad: la ansiedad puede afectar negativamente el funcionamiento sexual al causar preocupación, tensión y estrés excesivos, lo que puede conducir a una disminución del deseo sexual, dificultades de excitación y problemas con el rendimiento sexual.

- Trastorno de estrés postraumático (PTSD): las personas con PTSD pueden experimentar un comportamiento hiposexual debido a síntomas relacionados con el trauma, como pensamientos intrusivos, escenas retrospectivas o insensibilidad emocional, que pueden interferir con su capacidad para participar o disfrutar de actividades sexuales.

- Esquizofrenia: la esquizofrenia es un trastorno de salud mental complejo que puede causar una variedad de síntomas, que incluyen retraimiento social, monotonía emocional y deficiencias cognitivas. Estos síntomas pueden contribuir a la falta de interés o dificultad para participar en actividades sexuales.

- Inducido por medicamentos: Ciertos medicamentos psiquiátricos, como los inhibidores selectivos de la recaptación de serotonina (ISRS) y los antipsicóticos, pueden causar efectos secundarios que afectan negativamente el funcionamiento sexual, incluida la disminución de la libido, dificultad para excitarse y problemas para alcanzar el orgasmo.

- Desequilibrios hormonales: algunos trastornos psiquiátricos pueden estar asociados con desequilibrios hormonales, como el hipotiroidismo o la hiperprolactinemia, que pueden afectar negativamente el deseo y el funcionamiento sexual.

Es importante tener en cuenta que no todas las personas con estos trastornos psiquiátricos exhibirán un comportamiento hiposexual. Sin embargo, cuando la hiposexualidad coexiste con un trastorno psiquiátrico, es esencial abordar tanto la afección subyacente como los comportamientos sexuales a través de intervenciones de tratamiento adecuadas, como el manejo de medicamentos, la psicoterapia y los grupos de apoyo.

Enfermedades gonadales (incluyendo trastornos del eje hipotálamo-hipófisis) y Terapia sexual.

Las enfermedades gonadales y los trastornos del eje hipotálamo-pituitario-gonadal (HPG) pueden tener efectos significativos en el funcionamiento sexual y el bienestar general. Estas condiciones a menudo resultan en desequilibrios hormonales que pueden afectar el deseo sexual, el rendimiento y la fertilidad. La terapia sexual puede desempeñar un papel crucial en el tratamiento de los aspectos psicológicos y relacionales de estas condiciones médicas, ayudando a las personas y parejas a enfrentar los desafíos y navegar por sus vidas sexuales.

- Hipogonadismo: El hipogonadismo es una condición caracterizada por niveles bajos de hormonas sexuales (testosterona en hombres y estrógeno en mujeres) debido a problemas con los testículos u ovarios o disfunción en el eje HPG. El hipogonadismo puede provocar disminución de la libido, disfunción eréctil, fatiga, trastornos del estado de ánimo e infertilidad. La terapia sexual puede ayudar a las personas y las parejas a explorar formas alternativas de experimentar el placer sexual, mejorar la comunicación sobre sus necesidades y deseos y abordar cualquier problema emocional o psicológico relacionado con el hipogonadismo.

- Síndrome de ovario poliquístico (SOP): El SOP es un trastorno hormonal que afecta a las mujeres en edad reproductiva y provoca períodos irregulares, niveles excesivos de andrógenos y ovarios poliquísticos. Los síntomas pueden incluir hirsutismo, acné, aumento de peso e infertilidad. Estos síntomas físicos pueden afectar la autoestima y el deseo sexual de una mujer. La terapia sexual puede ayudar a abordar las preocupaciones sobre la imagen corporal, mejorar la comunicación con una pareja y explorar formas alternativas de experimentar el placer sexual.

- Amenorrea hipotalámica: esta condición ocurre cuando el hipotálamo deja de producir la hormona liberadora de gonadotropina (GnRH), lo que provoca la falta de períodos menstruales y puede afectar la fertilidad. Puede ser causado por el estrés, la pérdida excesiva de peso o el exceso de ejercicio. La terapia sexual puede ayudar a las mujeres a enfrentar los desafíos emocionales relacionados con la amenorrea hipotalámica y explorar formas de mantener la intimidad y la conexión con su pareja.

- Hiperprolactinemia: esta condición se caracteriza por niveles anormalmente altos de prolactina en la sangre, lo que puede conducir a una reducción de la libido, disfunción eréctil e infertilidad. La terapia sexual puede ayudar a las personas y las parejas a superar los desafíos asociados con la hiperprolactinemia mejorando la comunicación, explorando formas alternativas de experimentar el placer sexual y abordando cualquier inquietud emocional.

- Síndrome de Klinefelter: esta condición genética afecta a los hombres y se caracteriza por la presencia de un cromosoma X adicional. Los hombres con síndrome de Klinefelter pueden experimentar síntomas como testículos pequeños, niveles bajos de testosterona, ginecomastia e infertilidad. La terapia sexual puede ayudar a los hombres con síndrome de Klinefelter a abordar las preocupaciones sobre la imagen corporal, mejorar la comunicación con su pareja y explorar formas de mejorar sus experiencias sexuales.

En resumen, la terapia sexual puede ser un componente esencial del enfoque multidisciplinario necesario para abordar las enfermedades gonadales y los trastornos del eje HPG. Si bien las intervenciones médicas pueden centrarse en la terapia de reemplazo hormonal u otros tratamientos para abordar la afección subyacente, la terapia sexual puede brindar un apoyo valioso para abordar los aspectos psicológicos, emocionales y relacionales de estas afecciones para mejorar el bienestar sexual general.

Los trastornos genéticos pueden tener un impacto significativo en el funcionamiento sexual, las relaciones y la calidad de vida en general de un individuo. La terapia sexual puede desempeñar un papel crucial en el tratamiento de los aspectos psicológicos y relacionales de estas condiciones genéticas, ayudando a las personas y parejas a navegar sus vidas sexuales y a enfrentar los desafíos asociados con el trastorno. Algunos trastornos genéticos comunes que pueden beneficiarse de la terapia sexual incluyen:

- Síndrome de Klinefelter: como se mencionó anteriormente, esta condición genética afecta a los hombres y se caracteriza por la presencia de un cromosoma X adicional. Los hombres con síndrome de Klinefelter pueden experimentar síntomas como testículos pequeños, niveles bajos de testosterona, ginecomastia e infertilidad. La terapia sexual puede ayudar a los hombres con síndrome de Klinefelter a abordar las preocupaciones sobre la imagen corporal, mejorar la comunicación con su pareja y explorar formas de mejorar sus experiencias sexuales.

- Síndrome de Turner: el síndrome de Turner es un trastorno genético que afecta a las mujeres y se caracteriza por la ausencia total o parcial del cromosoma X. Las mujeres con síndrome de Turner pueden experimentar baja estatura, disfunción ovárica, infertilidad y otras anomalías físicas. La terapia sexual puede ayudar a las mujeres con síndrome de Turner a abordar las preocupaciones sobre la imagen corporal, hacer frente a los problemas de fertilidad y explorar formas de mantener la intimidad y la conexión con su pareja.

- Síndrome de X frágil: el síndrome de X frágil es un trastorno genético que puede causar discapacidades intelectuales y anomalías físicas. Las personas con síndrome de X frágil pueden tener problemas con las interacciones sociales, la ansiedad y los problemas sensoriales, lo que puede afectar su capacidad para formar y mantener relaciones íntimas. La terapia sexual puede ayudar a las personas con síndrome de X frágil a desarrollar habilidades de comunicación, aumentar la autoestima y aprender estrategias para hacer frente a la ansiedad y los desafíos sensoriales en el contexto de una relación sexual.

- Síndrome de Marfan: el síndrome de Marfan es un trastorno genético que afecta el tejido conectivo del cuerpo y causa síntomas como extremidades largas, laxitud de las articulaciones y problemas cardiovasculares. Las personas con síndrome de Marfan pueden experimentar dificultades con la imagen corporal, dolor durante las relaciones sexuales y preocupaciones sobre el impacto potencial de su condición en su pareja. La terapia sexual puede ayudar a abordar estas preocupaciones y explorar formas alternativas de experimentar el placer sexual y mantener la intimidad.

- Fibrosis quística: la fibrosis quística es un trastorno genético que afecta los sistemas respiratorio y digestivo, lo que provoca infecciones pulmonares frecuentes y dificultad con la absorción de nutrientes. Las personas con fibrosis quística pueden experimentar problemas relacionados con la imagen corporal, la fatiga y la fertilidad. La terapia sexual puede ayudar a abordar estas preocupaciones, mejorar la comunicación y explorar formas de adaptar las actividades sexuales para adaptarse a las limitaciones físicas.

En resumen, la terapia sexual puede ser un componente valioso de un plan de atención integral para personas con trastornos genéticos, brindando apoyo para abordar los aspectos psicológicos, emocionales y relacionales de estas afecciones. Al ayudar a las personas y las parejas a navegar su vida sexual, la terapia sexual puede contribuir a mejorar el bienestar y la calidad de vida en general.

Trastornos metabólicos, Enfermedades crónicas y medicamentos y disfunción sexual.

Los trastornos metabólicos, las enfermedades crónicas y los medicamentos utilizados para tratarlos pueden afectar significativamente el funcionamiento sexual, lo que lleva a diversas formas de disfunción sexual. Los siguientes son algunos ejemplos de cómo estos factores pueden afectar la salud sexual de un individuo:

- Diabetes: La diabetes puede dañar los vasos sanguíneos y los nervios, lo que provoca una disminución del flujo sanguíneo y de la sensibilidad en el área genital. Esto puede provocar disfunción eréctil en los hombres y disminución de la excitación, la lubricación y la respuesta orgásmica en las mujeres. Además, las fluctuaciones en los niveles de azúcar en la sangre y la carga psicológica de controlar una condición crónica pueden afectar negativamente el deseo sexual.

- Enfermedad cardiovascular: Las enfermedades cardiovasculares, como la hipertensión y la aterosclerosis, pueden reducir el flujo de sangre al área genital, lo que provoca disfunción eréctil en los hombres y dificultades de excitación en las mujeres. Además, los medicamentos utilizados para tratar estas afecciones, como los bloqueadores beta y los diuréticos, pueden causar efectos secundarios sexuales.

- Obesidad: la obesidad es un factor de riesgo para múltiples afecciones crónicas, como diabetes y enfermedades cardiovasculares, que pueden afectar el funcionamiento sexual. Además, la obesidad puede afectar negativamente la autoestima y la imagen corporal, lo que lleva a una disminución del deseo sexual y a la ansiedad por el rendimiento.

- Enfermedad renal crónica: la enfermedad renal crónica puede causar desequilibrios hormonales, anemia y fatiga, lo que puede contribuir a la disfunción sexual. Además, el estrés de manejar una enfermedad crónica y someterse a tratamientos como la diálisis puede afectar aún más el deseo y el funcionamiento sexual.

- Cáncer: El cáncer y sus tratamientos, como la quimioterapia, la radiación y la cirugía, pueden provocar disfunción sexual. Por ejemplo, los tratamientos para el cáncer de próstata pueden provocar disfunción eréctil e incontinencia urinaria, mientras que los tratamientos para el cáncer de mama pueden provocar cambios en la imagen corporal y disminución del deseo sexual.

- Medicamentos: muchos medicamentos utilizados para tratar afecciones crónicas pueden tener efectos secundarios sexuales. Los antidepresivos, como los inhibidores selectivos de la recaptación de serotonina (ISRS), pueden causar disminución de la libido, disfunción eréctil y dificultad para alcanzar el orgasmo. Otros medicamentos, como los antihipertensivos y los antipsicóticos, también pueden contribuir a la disfunción sexual.

En estos casos, es esencial que los proveedores de atención médica y los pacientes hablen abiertamente sobre las preocupaciones sexuales y consideren ajustar los medicamentos, si es posible, para minimizar los efectos secundarios sexuales. La terapia sexual puede desempeñar un papel fundamental para ayudar a las personas y las parejas a abordar los aspectos psicológicos y relacionales de la disfunción sexual relacionada con los trastornos metabólicos, las enfermedades crónicas y los medicamentos. Al proporcionar educación, estrategias de comunicación y mecanismos de afrontamiento, la terapia sexual puede mejorar el bienestar sexual general y la calidad de vida.

- Medicamentos antidiabéticos: algunos medicamentos que se usan para tratar la diabetes, particularmente la insulina y las sulfonilureas, pueden causar hipoglucemia (bajo nivel de azúcar en la sangre), lo que puede provocar fatiga, mareos y disminución del deseo sexual. Además, la diabetes en sí misma puede contribuir a la disfunción sexual a través del daño a los nervios y la reducción del flujo sanguíneo al área genital.

- Medicamentos contra el colesterol: las estatinas, que comúnmente se recetan para reducir los niveles de colesterol, se han asociado con disfunción sexual en algunas personas. Si bien el mecanismo exacto no se comprende por completo, se cree que las estatinas pueden interferir con la producción de testosterona y otras hormonas esenciales para un funcionamiento sexual saludable.

- Medicamentos antihipertensivos: algunos medicamentos utilizados para tratar la presión arterial alta, como los bloqueadores beta, los diuréticos y los bloqueadores de los canales de calcio, pueden contribuir a la disfunción sexual. Los betabloqueantes pueden provocar disfunción eréctil en los hombres y disminución del deseo sexual tanto en hombres como en mujeres. Los diuréticos pueden causar fatiga y disfunción eréctil, mientras que los bloqueadores de los canales de calcio pueden causar una disminución del deseo sexual y dificultad para alcanzar el orgasmo.

- Medicamentos antidepresivos: se sabe que los inhibidores selectivos de la recaptación de serotonina (ISRS), una clase común de antidepresivos, causan efectos secundarios sexuales en muchas personas. Estos efectos secundarios pueden incluir disminución de la libido, disfunción eréctil, eyaculación retardada y dificultad para alcanzar el orgasmo. Otros tipos de antidepresivos, como los antidepresivos tricíclicos y los inhibidores de la monoaminooxidasa, también pueden contribuir a la disfunción sexual.

- Medicamentos antipsicóticos: los medicamentos antipsicóticos, en particular los antipsicóticos típicos o de primera generación, pueden causar efectos secundarios sexuales, como disminución de la libido, disfunción eréctil y dificultad para alcanzar el orgasmo. Los antipsicóticos atípicos o de segunda generación pueden tener un menor riesgo de causar disfunción sexual, pero aún pueden ocurrir efectos secundarios.

Si una persona experimenta disfunción sexual como efecto secundario de sus medicamentos, es fundamental que hable sobre estas inquietudes con su proveedor de atención médica. En algunos casos, ajustar la dosis o cambiar a un medicamento diferente puede ayudar a aliviar estos efectos secundarios. La terapia sexual también puede ser un recurso valioso para las personas y las parejas que enfrentan disfunciones sexuales relacionadas con el uso de medicamentos, brindando educación, estrategias de afrontamiento y técnicas de comunicación para mejorar el bienestar sexual general.

La violación y el incesto son experiencias profundamente traumáticas que pueden tener efectos duraderos en la salud mental y el funcionamiento sexual de una persona. La terapia sexual puede desempeñar un papel crucial para ayudar a los sobrevivientes de violación e incesto a sanar y navegar sus vidas sexuales en el futuro.

- Procesamiento del trauma: Un aspecto esencial de la recuperación de las sobrevivientes de violación e incesto es procesar el trauma que han experimentado. La terapia sexual se puede combinar con otros enfoques terapéuticos, como la terapia cognitivo- conductual (TCC) o la desensibilización y reprocesamiento por movimientos oculares (EMDR), para ayudar a las personas a procesar y superar sus experiencias traumáticas. Esto puede implicar abordar y desafiar pensamientos, creencias y comportamientos desadaptativos relacionados con el trauma, así como aprender mecanismos de afrontamiento efectivos.

- Reconstruir la confianza y la seguridad: para los sobrevivientes de un trauma sexual, restablecer un sentido de confianza y seguridad en las relaciones puede ser un desafío. La terapia sexual puede ayudar a las personas y las parejas a desarrollar patrones de comunicación saludables, establecer límites y generar gradualmente confianza con sus parejas. Este proceso a menudo implica trabajar en colaboración con un terapeuta para explorar y comprender los desencadenantes personales y desarrollar estrategias para manejarlos en un entorno seguro y de apoyo.

- Abordar la disfunción sexual: el trauma sexual puede resultar en varias formas de disfunción sexual, como bajo deseo sexual, dificultades de excitación, dolor durante las relaciones sexuales y dificultad para alcanzar el orgasmo. La terapia sexual puede proporcionar educación, estrategias de afrontamiento y técnicas para superar estos desafíos, que pueden incluir ejercicios de relajación, prácticas de atención plena y ejercicios de enfoque sensorial.

- Imagen corporal y autoestima: La violación y el incesto pueden tener un impacto significativo en la imagen corporal y la autoestima de una persona. La terapia sexual puede ayudar a los sobrevivientes a abordar y desafiar las creencias negativas sobre sus cuerpos y aprender a reconectarse con su yo físico de una manera positiva y enriquecedora.

- Establecer relaciones sexuales saludables: Seguir adelante después de un trauma sexual puede ser un proceso complejo y gradual. La terapia sexual puede ayudar a los sobrevivientes a desarrollar relaciones sexuales saludables, asegurando que se basen en el consentimiento mutuo, el respeto y la comunicación abierta. Esto puede implicar explorar valores, deseos y límites personales, así como aprender a comunicarlos de manera efectiva con una pareja.

Es esencial tener en cuenta que el proceso de curación es único para cada individuo y el progreso puede no ser lineal. Los sobrevivientes de violación e incesto pueden beneficiarse de una combinación de enfoques terapéuticos, incluida la terapia individual, la terapia grupal y la terapia de pareja, además de la terapia sexual. El apoyo de un terapeuta compasivo y experimentado puede ser invaluable para ayudar a los sobrevivientes a recuperar su vida sexual y su bienestar general.

Capítulo 16: Víctimas de calamidades naturales, calamidades provocadas por el hombre y terapia sexual

Las víctimas de calamidades naturales y provocadas por el hombre a menudo experimentan un trauma significativo, que puede afectar varios aspectos de sus vidas, incluida su salud sexual y sus relaciones. Eventos como desastres naturales (terremotos, huracanes, inundaciones), guerras, terrorismo o accidentes a gran escala pueden causar angustia emocional, ansiedad, depresión y trastorno de estrés postraumático (TEPT). Estas reacciones psicológicas pueden, a su vez, influir en el funcionamiento sexual y la capacidad de formar y mantener relaciones íntimas. La terapia sexual puede desempeñar un papel crucial en el apoyo a las personas y parejas afectadas por estos eventos de las siguientes maneras:

- Procesamiento del trauma: al igual que los sobrevivientes de un trauma sexual, las personas que han experimentado calamidades naturales o provocadas por el hombre pueden beneficiarse del procesamiento de su trauma para facilitar la curación. Esto puede implicar abordar y desafiar pensamientos, creencias y comportamientos desadaptativos relacionados con el evento traumático, así como aprender mecanismos de afrontamiento efectivos. Combinar la terapia sexual con otros enfoques terapéuticos, como la TCC o EMDR, puede ser útil en este sentido.

- Manejo de la ansiedad y la depresión: la ansiedad y la depresión son reacciones comunes a los eventos traumáticos y pueden afectar significativamente el deseo sexual, la excitación y el funcionamiento sexual general de una persona. La terapia sexual puede ayudar a las personas a desarrollar estrategias para controlar la ansiedad y la depresión, incluidas técnicas de relajación, prácticas de atención plena y reestructuración cognitiva.

- Reconstruir la intimidad y la conexión: los desastres y los eventos traumáticos pueden tensar las relaciones y alterar la conexión emocional entre las parejas. La terapia sexual puede ayudar a las parejas a restablecer la intimidad y la conexión al fomentar la comunicación abierta, la empatía y la comprensión. Esto puede implicar explorar los sentimientos, necesidades y deseos de cada pareja, así como abordar cualquier temor o preocupación relacionada con el evento traumático.

- Abordar la disfunción sexual: el estrés, la ansiedad y la depresión relacionados con el trauma pueden contribuir a la disfunción sexual, como un bajo deseo sexual, disfunción eréctil o dificultad para alcanzar el orgasmo. La terapia sexual puede proporcionar educación, estrategias de afrontamiento y técnicas para superar estos desafíos, que pueden incluir ejercicios de relajación, ejercicios de enfoque sensorial y exposición gradual a actividades sexuales.

- Autocuidado y desarrollo de resiliencia: la terapia sexual también puede ayudar a las personas a desarrollar estrategias de autocuidado y desarrollar resiliencia frente a la adversidad. Esto puede implicar explorar valores personales, establecer límites y cultivar una red de apoyo para promover el bienestar emocional y las relaciones sexuales saludables.

En resumen, la terapia sexual puede ser un componente valioso de un plan de atención integral para personas y parejas afectadas por calamidades naturales o provocadas por el hombre. Al abordar los aspectos psicológicos, emocionales y relacionales de estas experiencias, la terapia sexual puede contribuir a mejorar el bienestar sexual y la calidad de vida en general.

Capítulo 17: Monogamia, poligamia, poliamor, sexo casual y terapia sexual

En el mundo diverso y en evolución de hoy, existe una variedad de estructuras de relaciones, que incluyen la monogamia, la poligamia, el poliamor y el sexo casual. Cada una de estas estructuras presenta sus propios desafíos y beneficios únicos, y es esencial comprender cómo se puede adaptar la terapia sexual para abordar las necesidades específicas de las personas y las parejas dentro de estos diversos marcos. En este capítulo, exploraremos los matices de la monogamia, la poligamia, el poliamor y el sexo casual, y discutiremos cómo la terapia sexual puede proporcionar un apoyo y una guía valiosos para las personas y las parejas que navegan por estos estilos de relación.

Monogamia: En las relaciones monógamas, dos individuos se comprometen en una sociedad exclusiva. Dentro de esta estructura, la terapia sexual puede ayudar a las parejas a abordar problemas comunes como las dificultades de comunicación, la disfunción sexual o el impacto de los acontecimientos de la vida en su relación sexual.

Poligamia: La poligamia involucra matrimonios entre varias personas, lo que puede presentar desafíos únicos relacionados con los celos, la confianza y la comunicación. La terapia sexual puede ayudar a las personas en relaciones polígamas a desarrollar habilidades de comunicación saludables, manejar las emociones y abordar cualquier problema sexual que pueda surgir dentro del contexto de la estructura de su relación.

Poliamor: El poliamor es una forma de no monogamia ética en la que las personas se involucran en múltiples relaciones románticas y/o sexuales con el conocimiento y consentimiento de todas las partes involucradas. La terapia sexual puede brindar apoyo y orientación para personas y parejas poliamorosas, abordando temas como el establecimiento de límites, el manejo emocional y el mantenimiento de relaciones saludables con múltiples parejas.

Sexo casual: El sexo casual se refiere a participar en encuentros sexuales sin el compromiso o apego emocional típicamente asociado con una relación romántica. La terapia sexual puede ayudar a las personas que tienen relaciones sexuales ocasionales a abordar cuestiones relacionadas con la salud sexual, la comunicación y el bienestar emocional.

Independientemente de la estructura de la relación, la terapia sexual puede proporcionar un espacio de apoyo y sin prejuicios para que las personas y las parejas exploren y aborden sus preocupaciones, deseos y necesidades sexuales. Al centrarse en la comunicación abierta, la confianza y la intimidad emocional, la terapia sexual puede ayudar a personas y parejas de todos los estilos de relación a cultivar vidas sexuales saludables y satisfactorias.

En este capítulo, profundizaremos en cada estructura de relación, examinando los desafíos y consideraciones únicos que pueden surgir, así como las formas específicas en que la terapia sexual puede adaptarse para satisfacer las necesidades de individuos y parejas dentro de estos marcos diversos. A través de estudios de casos, opiniones de expertos y orientación práctica, este capítulo tiene como objetivo capacitar a los lectores para comprender y navegar mejor las complejidades de la monogamia, la poligamia, el poliamor y el sexo casual en el contexto de la terapia sexual.

Capítulo 18: Problemas del matrimonio monogamico y terapia sexual

Los matrimonios monógamos, en los que dos personas se comprometen en una sociedad exclusiva, son una estructura de relación común. Sin embargo, como todas las relaciones, los matrimonios monógamos pueden enfrentar desafíos y obstáculos que afectan la salud y el bienestar sexual de la pareja. En este capítulo, exploraremos algunos problemas comunes que las parejas monógamas pueden encontrar y discutiremos cómo la terapia sexual puede proporcionar un apoyo y una guía valiosos para abordar estas preocupaciones.

Dificultades de comunicación: la comunicación efectiva es la piedra angular de las relaciones saludables, y los matrimonios monógamos no son una excepción. Las parejas pueden tener dificultades para expresar sus deseos, límites y preocupaciones sexuales, lo que puede generar malentendidos e insatisfacción. La terapia sexual puede ayudar a las parejas a desarrollar habilidades de comunicación más sólidas, lo que les permite hablar sobre sus necesidades sexuales de manera abierta y honesta.

Disfunción sexual: Varias formas de disfunción sexual, como baja libido, disfunción eréctil y dificultad para alcanzar el orgasmo, pueden afectar los matrimonios monógamos. La terapia sexual puede ayudar a las parejas a identificar las causas fundamentales de estos problemas, brindar educación y recursos, y desarrollar estrategias personalizadas para abordar y superar la disfunción sexual.

Infidelidad: la confianza es esencial en las relaciones monógamas, y los abusos de confianza, como la infidelidad, pueden tener efectos duraderos en el bienestar emocional y sexual de la pareja. La terapia sexual puede ayudar a las parejas a procesar el impacto emocional de la infidelidad, reconstruir la confianza y desarrollar estrategias para mantener una relación sexual saludable y satisfactoria.

Transiciones de la vida: los eventos importantes de la vida, como el nacimiento de un hijo, los cambios de carrera o la aparición de una enfermedad crónica, pueden afectar la relación sexual de una pareja. La terapia sexual puede ayudar a las parejas a navegar estas transiciones, abordando cualquier desafío emocional o físico que pueda surgir y apoyándolos para mantener una conexión sexual saludable.

Deseos sexuales no coincidentes: las parejas a veces pueden encontrar que sus deseos o preferencias sexuales no están perfectamente alineados. La terapia sexual puede ayudar a las parejas a explorar sus deseos individuales, encontrar puntos en común y desarrollar soluciones creativas para garantizar que se satisfagan las necesidades de ambos.

Envejecimiento y sexualidad: A medida que las parejas envejecen, pueden experimentar cambios en su funcionamiento y deseo sexual, lo que puede afectar su relación sexual. La terapia sexual puede ayudar a las parejas a navegar estos cambios, brindando educación y apoyo para mantener una conexión sexual satisfactoria en la edad adulta.

Al abordar estos problemas comunes, la terapia sexual puede desempeñar un papel crucial para ayudar a las parejas monógamas a mantener relaciones sexuales saludables y satisfactorias. A través de una combinación de educación, desarrollo de habilidades de comunicación y estrategias personalizadas, la terapia sexual puede capacitar a las parejas para superar obstáculos y disfrutar de una conexión sexual satisfactoria y duradera.

Capítulo 19: Poligamia (islam, hindú), problemas matrimoniales y terapia sexual

La poligamia, que implica matrimonios entre varias personas, se practica en diversos contextos culturales y religiosos, incluidos el Islam y el hinduismo. Los matrimonios polígamos presentan desafíos y consideraciones únicos en lo que respecta a la salud y el bienestar sexual. En este capítulo, exploraremos algunos problemas comunes que pueden surgir en los matrimonios polígamos dentro del contexto del Islam y el hinduismo y discutiremos cómo la terapia sexual puede proporcionar un apoyo y una guía valiosos para abordar estas preocupaciones.

Celos y competencia: en los matrimonios polígamos, los sentimientos de celos y competencia entre los cónyuges pueden crear tensión e impactar negativamente la dinámica sexual dentro de las relaciones. La terapia sexual puede ayudar a las personas a manejar y navegar estas emociones, fomentando un ambiente más armonioso y cooperativo.

Dificultades de comunicación: la comunicación efectiva es crucial en los matrimonios polígamos, ya que involucra a múltiples personas con necesidades y deseos potencialmente diversos. La terapia sexual puede ayudar a los cónyuges a desarrollar sólidas habilidades de comunicación para discutir sus necesidades sexuales de manera abierta y honesta, asegurando que se respeten los deseos y límites de todos.

Manejo de relaciones múltiples: equilibrar las necesidades emocionales, físicas y sexuales de múltiples cónyuges puede ser un desafío. La terapia sexual puede brindar orientación sobre cómo mantener relaciones saludables con múltiples parejas, asegurando que cada cónyuge se sienta valorado y satisfecho.

Consideraciones culturales y religiosas: los matrimonios polígamos dentro del contexto del Islam y el hinduismo pueden involucrar consideraciones culturales y religiosas específicas que pueden afectar la relación sexual de la pareja. La terapia sexual puede ayudar a las parejas a superar estos desafíos únicos al brindar apoyo y orientación culturalmente sensibles.

Confianza e intimidad emocional: Establecer confianza e intimidad emocional es esencial en los matrimonios polígamos. La terapia sexual puede ayudar a individuos y parejas a construir una base emocional sólida, fomentando una conexión más profunda y relaciones sexuales más satisfactorias.

Salud y educación sexual: En los matrimonios polígamos, la salud y la educación sexual son particularmente importantes, ya que están involucradas varias personas. La terapia sexual puede proporcionar recursos e información valiosos sobre el mantenimiento de la salud y el bienestar sexuales en el contexto de múltiples parejas.

La terapia sexual puede desempeñar un papel crucial para ayudar a las personas y parejas en matrimonios polígamos (dentro del contexto del Islam y el hinduismo) a navegar los desafíos y consideraciones únicos que puedan surgir. Al brindar apoyo culturalmente sensible, promover una comunicación efectiva y abordar las necesidades emocionales y sexuales de todos los cónyuges, la terapia sexual puede contribuir a una dinámica de relación más armoniosa y satisfactoria.

Capítulo 20: Poliamor y terapia sexual

El poliamor, una forma de no monogamia ética, involucra a individuos que se involucran en múltiples relaciones románticas y/o sexuales con el conocimiento y consentimiento de todas las partes involucradas. Al igual que con cualquier estructura de relación, el poliamor presenta sus propios desafíos y consideraciones únicos en lo que respecta a la salud y el bienestar sexual. En este capítulo, exploraremos algunos problemas comunes que pueden surgir en las relaciones poliamorosas y discutiremos cómo la terapia sexual puede brindar un valioso apoyo y orientación para abordar estas inquietudes.

Comunicación y establecimiento de límites: la comunicación efectiva es crucial en las relaciones poliamorosas para garantizar que se entiendan y respeten los deseos, límites y expectativas de todos. La terapia sexual puede ayudar a las personas a desarrollar sólidas habilidades de comunicación, permitiéndoles discutir sus necesidades sexuales de manera abierta y honesta, y establecer límites claros con sus parejas.

Celos e inseguridad: los sentimientos de celos e inseguridad pueden surgir en las relaciones poliamorosas, ya que las personas navegan sus conexiones emocionales con múltiples parejas. La terapia sexual puede ayudar a las personas a explorar y manejar estas emociones, fomentando una dinámica de relación más segura y de confianza.

Gestión del tiempo y priorización: equilibrar las necesidades emocionales, físicas y sexuales de múltiples parejas puede ser un desafío. La terapia sexual puede brindar orientación sobre cómo administrar el tiempo y las prioridades, asegurando que cada relación se fomente y mantenga de manera efectiva.

Consentimiento y Negociación: En las relaciones poliamorosas, el consentimiento y la negociación son fundamentales para mantener una dinámica sana. La terapia sexual puede ayudar a las personas a desarrollar las habilidades necesarias para navegar estas conversaciones, asegurando que se satisfagan las necesidades de todos mientras se mantiene un ambiente respetuoso y consensuado.

Apoyo y procesamiento emocional: Navegar por las complejidades de las relaciones poliamorosas puede ser un desafío emocional a veces. La terapia sexual puede proporcionar un espacio de apoyo para que las personas procesen sus emociones, exploren sus sentimientos y desarrollen estrategias para mantener el bienestar emocional.

Salud y educación sexual: dado que las personas poliamorosas se involucran en múltiples relaciones sexuales, mantener la salud y el bienestar sexuales es particularmente importante. La terapia sexual puede proporcionar recursos e información valiosos sobre el mantenimiento de la salud sexual en el contexto de múltiples parejas.

Al abordar estos problemas comunes, la terapia sexual puede desempeñar un papel crucial para ayudar a las personas en relaciones poliamorosas a mantener conexiones saludables y satisfactorias con sus parejas. A través de una combinación de desarrollo de habilidades de comunicación, apoyo emocional y estrategias personalizadas, la terapia sexual puede capacitar a las personas para navegar los desafíos y consideraciones únicos que surgen en las relaciones poliamorosas, cultivando una dinámica de relación más armoniosa y satisfactoria.

Capítulo 21: Problemas de sexo casual y terapia sexual

El sexo casual, que se refiere a participar en encuentros sexuales sin el compromiso o apego emocional típicamente asociado con una relación romántica, es un aspecto común de las citas modernas y la exploración sexual. Si bien el sexo casual puede ser una experiencia satisfactoria y placentera para muchas personas, también puede presentar desafíos y consideraciones únicas en lo que respecta a la salud y el bienestar sexual. En este capítulo, exploraremos algunos problemas comunes que pueden surgir en el contexto del sexo casual y discutiremos cómo la terapia sexual puede proporcionar un apoyo y una guía valiosos para abordar estas preocupaciones.

Comunicación y consentimiento: en los encuentros sexuales casuales, la comunicación efectiva y el consentimiento claro son cruciales para garantizar que todas las partes se sientan cómodas y respetadas. La terapia sexual puede ayudar a las personas a desarrollar sólidas habilidades de comunicación, lo que les permite discutir sus deseos, límites y expectativas de manera abierta y honesta, y establecer una experiencia sexual placentera y consensuada.

Bienestar emocional: el sexo casual a veces puede evocar sentimientos de soledad, confusión o vulnerabilidad emocional. La terapia sexual puede proporcionar un espacio de apoyo para que las personas procesen sus emociones, exploren sus sentimientos y desarrollen estrategias para mantener el bienestar emocional mientras mantienen relaciones sexuales ocasionales.

Educación y salud sexual: dado que el sexo casual suele involucrar a múltiples parejas, es especialmente importante mantener la salud y el bienestar sexuales. La terapia sexual puede proporcionar recursos e información valiosos sobre la práctica del sexo seguro, la prevención de infecciones de transmisión sexual y la promoción de la salud sexual en general.

Navegar por las relaciones: el sexo casual a veces puede generar desafíos para definir y navegar las relaciones, ya que las personas pueden tener dificultades para equilibrar sus deseos sexuales con sus necesidades emocionales. La terapia sexual puede ayudar a las personas a explorar los objetivos y preferencias de su relación , y desarrollar estrategias para manejar sus encuentros sexuales casuales de una manera que se alinee con sus valores personales y bienestar emocional.

Ansiedad de desempeño: Participar en sexo casual a veces puede desencadenar sentimientos de ansiedad de desempeño o timidez, ya que las personas pueden sentir presión para impresionar o satisfacer a sus parejas. La terapia sexual puede ayudar a las personas a abordar y superar estas preocupaciones, fomentando una experiencia sexual más relajada y placentera.

Establecimiento de límites: en situaciones de sexo casual, es esencial que las personas establezcan límites y expectativas claros con sus parejas. La terapia sexual puede ayudar a las personas a identificar sus límites personales y desarrollar estrategias para comunicar y hacer cumplir estos límites con sus parejas sexuales ocasionales.

Al abordar estos problemas comunes, la terapia sexual puede desempeñar un papel crucial para ayudar a las personas a navegar las complejidades del sexo casual mientras mantienen su salud sexual y bienestar emocional. A través de una combinación de desarrollo de habilidades de comunicación, apoyo emocional y estrategias personalizadas, la terapia sexual puede empoderar a las personas para que disfruten de encuentros sexuales casuales gratificantes y satisfactorios, al tiempo que minimizan los riesgos y desafíos potenciales.

Capítulo 22: Práctica de una noche y terapia sexual

Las aventuras de una noche, que implican participar en encuentros sexuales sin la intención de buscar una relación romántica o más contacto, son una forma de sexo casual que muchas personas pueden experimentar en algún momento de sus vidas. Si bien las aventuras de una noche pueden ser experiencias agradables y liberadoras para algunos, también pueden presentar desafíos y consideraciones únicas en lo que respecta a la salud y el bienestar sexual. En este capítulo, exploraremos algunos problemas comunes que pueden surgir en el contexto de las aventuras de una noche y discutiremos cómo la terapia sexual puede proporcionar un apoyo y una guía valiosos para abordar estas preocupaciones.

Comunicación y Consentimiento: Al igual que con todos los encuentros sexuales, la comunicación clara y el consentimiento son cruciales en situaciones de aventuras de una noche. La terapia sexual puede ayudar a las personas a desarrollar sólidas habilidades de comunicación, lo que les permite discutir sus deseos, límites y expectativas de manera abierta y honesta, y establecer una experiencia sexual placentera y consensuada.

Bienestar emocional: las aventuras de una noche a veces pueden evocar sentimientos de arrepentimiento, soledad o vulnerabilidad emocional. La terapia sexual puede proporcionar un espacio de apoyo para que las personas procesen sus emociones, exploren sus sentimientos y desarrollen estrategias para mantener el bienestar emocional mientras disfrutan de aventuras de una noche.

Educación y salud sexual: dado que las aventuras de una noche a menudo involucran nuevas parejas, mantener la salud y el bienestar sexuales es particularmente importante. La terapia sexual puede proporcionar recursos e información valiosos sobre la práctica del sexo seguro, la prevención de infecciones de transmisión sexual y la promoción de la salud sexual en general.

Ansiedad de rendimiento: Participar en aventuras de una noche a veces puede desencadenar sentimientos de ansiedad de rendimiento o timidez, ya que las personas pueden sentir presión para impresionar o satisfacer a sus parejas. La terapia sexual puede ayudar a las personas a abordar y superar estas preocupaciones, fomentando una experiencia sexual más relajada y placentera.

Establecimiento de límites: en situaciones de aventuras de una noche, es esencial que las personas establezcan límites y expectativas claros con sus parejas. La terapia sexual puede ayudar a las personas a identificar sus límites personales y desarrollar estrategias para comunicar y hacer cumplir estos límites para aventuras de una noche.

Procesamiento y aprendizaje de las experiencias: las aventuras de una noche pueden ser una oportunidad para que las personas aprendan sobre sí mismas, sus preferencias sexuales y sus respuestas emocionales. La terapia sexual puede ayudar a las personas a procesar sus experiencias y usarlas para comprender mejor su sexualidad y las necesidades de su relación en el futuro.

Al abordar estos problemas comunes, la terapia sexual puede desempeñar un papel crucial para ayudar a las personas a navegar las complejidades de las aventuras de una noche mientras mantienen su salud sexual y bienestar emocional. A través de una combinación de desarrollo de habilidades de comunicación, apoyo emocional y estrategias personalizadas, la terapia sexual puede empoderar a las personas para que disfruten de experiencias satisfactorias de una noche mientras minimizan los riesgos y desafíos potenciales.

Capítulo 23: Sexo grupal heterosexual y terapia sexual

El sexo grupal heterosexual, que involucra a varias personas que participan en actividades sexuales juntas en varias combinaciones, es una forma de exploración sexual que algunas personas pueden optar por experimentar. Al igual que con otros tipos de encuentros sexuales, el sexo en grupo presenta desafíos y consideraciones únicos en lo que respecta a la salud y el bienestar sexual. En este capítulo, exploraremos algunos problemas comunes que pueden surgir en el contexto del sexo en grupo heterosexual y discutiremos cómo la terapia sexual puede proporcionar un apoyo y una guía valiosos para abordar estas preocupaciones.

Comunicación y consentimiento: la comunicación clara y el consentimiento son esenciales en situaciones de sexo grupal para garantizar que todos los participantes se sientan cómodos, respetados e incluidos. La terapia sexual puede ayudar a las personas a desarrollar sólidas habilidades de comunicación, lo que les permite discutir sus deseos, límites y expectativas de manera abierta y honesta, y establecer una experiencia sexual grupal consensuada y placentera.

Bienestar emocional: Participar en sexo grupal a veces puede evocar sentimientos de celos, inseguridad o vulnerabilidad emocional. La terapia sexual puede proporcionar un espacio de apoyo para que las personas procesen sus emociones, exploren sus sentimientos y desarrollen estrategias para mantener el bienestar emocional mientras participan en sexo grupal.

Educación y salud sexual: dado que el sexo en grupo a menudo involucra a múltiples parejas, mantener la salud y el bienestar sexuales es particularmente importante. La terapia sexual puede proporcionar recursos e información valiosos sobre la práctica del sexo seguro, la prevención de infecciones de transmisión sexual y la promoción de la salud sexual en general en el contexto del sexo en grupo.

Navegar por las relaciones: el sexo grupal a veces puede generar desafíos para definir y navegar las relaciones, ya que las personas pueden tener dificultades para equilibrar sus deseos sexuales con sus necesidades emocionales. La terapia sexual puede ayudar a las personas a explorar sus objetivos y preferencias de relación, y desarrollar estrategias para manejar los encuentros sexuales grupales de una manera que se alinee con sus valores personales y bienestar emocional.

Ansiedad de rendimiento: Participar en sexo grupal a veces puede desencadenar sentimientos de ansiedad de rendimiento o timidez, ya que las personas pueden sentirse presionadas para impresionar o satisfacer a múltiples parejas. La terapia sexual puede ayudar a las personas a abordar y superar estas preocupaciones, fomentando una experiencia sexual grupal más relajada y placentera.

Establecimiento de límites: en situaciones de sexo en grupo, es esencial que las personas establezcan límites y expectativas claros con sus parejas. La terapia sexual puede ayudar a las personas a identificar sus límites personales y desarrollar estrategias para comunicar y hacer cumplir estos límites durante los encuentros sexuales grupales.

Al abordar estos problemas comunes, la terapia sexual puede desempeñar un papel crucial para ayudar a las personas a navegar las complejidades del sexo grupal heterosexual mientras mantienen su salud sexual y bienestar emocional. A través de una combinación de desarrollo de habilidades de comunicación, apoyo emocional y estrategias personalizadas, la terapia sexual puede empoderar a las personas para que disfruten de experiencias sexuales grupales plenas y satisfactorias, al tiempo que minimizan los riesgos y desafíos potenciales.

Capítulo 24: Sexo grupal lésbico y terapia sexual

El sexo grupal lésbico, que involucra a varias mujeres que participan en actividades sexuales juntas en varias combinaciones, es una forma de exploración sexual que algunas personas pueden optar por experimentar. Al igual que con otros tipos de encuentros sexuales, el sexo en grupo presenta desafíos y consideraciones únicos en lo que respecta a la salud y el bienestar sexual. En este capítulo, exploraremos algunos problemas comunes que pueden surgir en el contexto del sexo grupal lésbico y discutiremos cómo la terapia sexual puede proporcionar un apoyo y una guía valiosos para abordar estas preocupaciones.

Comunicación y consentimiento: la comunicación clara y el consentimiento son esenciales en situaciones de sexo grupal para garantizar que todos los participantes se sientan cómodos, respetados e incluidos. La terapia sexual puede ayudar a las personas a desarrollar sólidas habilidades de comunicación, lo que les permite discutir sus deseos, límites y expectativas de manera abierta y honesta, y establecer una experiencia sexual grupal consensuada y placentera.

Bienestar emocional: Participar en sexo grupal a veces puede evocar sentimientos de celos, inseguridad o vulnerabilidad emocional. La terapia sexual puede proporcionar un espacio de apoyo para que las personas procesen sus emociones, exploren sus sentimientos y desarrollen estrategias para mantener el bienestar emocional mientras participan en sexo grupal.

Educación y salud sexual: dado que el sexo en grupo a menudo involucra a múltiples parejas, mantener la salud y el bienestar sexuales es particularmente importante. La terapia sexual puede proporcionar recursos e información valiosos sobre la práctica del sexo seguro, la prevención de infecciones de transmisión sexual y la promoción de la salud sexual en general en el contexto del sexo en grupo.

Navegar por las relaciones: el sexo grupal a veces puede generar desafíos para definir y navegar las relaciones, ya que las personas pueden tener dificultades para equilibrar sus deseos sexuales con sus necesidades emocionales. La terapia sexual puede ayudar a las personas a explorar sus objetivos y preferencias de relación, y desarrollar estrategias para manejar los encuentros sexuales grupales de una manera que se alinee con sus valores personales y bienestar emocional.

Ansiedad de rendimiento: Participar en sexo grupal a veces puede desencadenar sentimientos de ansiedad de rendimiento o timidez, ya que las personas pueden sentirse presionadas para impresionar o satisfacer a múltiples parejas. La terapia sexual puede ayudar a las personas a abordar y superar estas preocupaciones, fomentando una experiencia sexual grupal más relajada y placentera.

Establecimiento de límites: en situaciones de sexo en grupo, es esencial que las personas establezcan límites y expectativas claros con sus parejas. La terapia sexual puede ayudar a las personas a identificar sus límites personales y desarrollar estrategias para comunicar y hacer cumplir estos límites durante los encuentros sexuales grupales.

Al abordar estos problemas comunes, la terapia sexual puede desempeñar un papel crucial para ayudar a las personas a navegar las complejidades del sexo grupal lésbico mientras mantienen su salud sexual y bienestar emocional. A través de una combinación de desarrollo de habilidades de comunicación, apoyo emocional y estrategias personalizadas, la terapia sexual puede empoderar a las personas para que disfruten de experiencias sexuales grupales plenas y satisfactorias, al tiempo que minimizan los riesgos y desafíos potenciales.

Capítulo 25: Sexo transexual, LGBTQ+ y terapia sexual

Las personas que se identifican como transexuales o LGBTQ+ pueden enfrentar desafíos y consideraciones únicos en lo que respecta a sus experiencias y relaciones sexuales. En este capítulo, exploraremos algunos de los problemas comunes que pueden surgir para las personas transexuales y LGBTQ+ en el contexto de su vida sexual y discutiremos cómo la terapia sexual puede proporcionar un apoyo y una guía valiosos para abordar estas preocupaciones.

Comunicación y Consentimiento: Al igual que con cualquier encuentro sexual, la comunicación clara y el consentimiento son esenciales para las personas transexuales y LGBTQ+. La terapia sexual puede ayudar a las personas a desarrollar sólidas habilidades de comunicación, lo que les permite discutir sus deseos, límites y expectativas de manera abierta y honesta, y establecer experiencias sexuales placenteras y consensuadas.

Identidad y expresión de género: las personas transexuales pueden experimentar desafíos únicos relacionados con su identidad y expresión de género. La terapia sexual puede proporcionar un espacio de apoyo para que las personas exploren su identidad de género, comprendan sus deseos y necesidades sexuales y desarrollen estrategias para expresar su identidad auténtica durante los encuentros sexuales.

Bienestar emocional: las personas transexuales y LGBTQ+ pueden enfrentar desafíos emocionales únicos relacionados con sus experiencias sexuales, como sentimientos de aislamiento, discriminación o estigma. La terapia sexual puede proporcionar un entorno seguro y de apoyo para que las personas procesen sus emociones, exploren sus sentimientos y desarrollen estrategias para mantener el bienestar emocional mientras navegan por sus vidas sexuales.

Educación y salud sexual: Al igual que con cualquier encuentro sexual, mantener la salud y el bienestar sexuales es importante para las personas transexuales y LGBTQ+. La terapia sexual puede proporcionar recursos e información valiosos sobre la práctica del sexo seguro, la prevención de infecciones de transmisión sexual y la promoción de la salud sexual en general.

Navegando las relaciones: las personas transexuales y LGBTQ+ pueden enfrentar desafíos únicos al definir y navegar las relaciones, ya que pueden tener dificultades para equilibrar sus deseos sexuales con sus necesidades emocionales y las expectativas sociales. La terapia sexual puede ayudar a las personas a explorar sus objetivos y preferencias de relación y desarrollar estrategias para manejar sus encuentros sexuales de una manera que se alinee con sus valores personales y bienestar emocional.

Establecimiento de límites: en cualquier situación sexual, es esencial que las personas establezcan límites y expectativas claros con sus parejas. La terapia sexual puede ayudar a las personas transexuales y LGBTQ+ a identificar sus límites personales y desarrollar estrategias para comunicar y hacer cumplir estos límites durante los encuentros sexuales.

Superar el estigma y la discriminación: las personas transexuales y LGBTQ+ pueden enfrentar desafíos únicos relacionados con el estigma y la discriminación social, que pueden afectar sus experiencias y relaciones sexuales. La terapia sexual puede proporcionar un espacio de apoyo para que las personas aborden estos desafíos, desarrollen resiliencia y aprendan a navegar sus vidas sexuales de una manera afirmativa y fortalecedora.

Al abordar estos problemas comunes, la terapia sexual puede desempeñar un papel crucial para ayudar a las personas transexuales y LGBTQ+ a navegar las complejidades de su vida sexual mientras mantienen su salud sexual y bienestar emocional. A través de una combinación de desarrollo de habilidades de comunicación, apoyo emocional y estrategias personalizadas, la terapia sexual puede empoderar a las personas para que disfruten de experiencias sexuales plenas y satisfactorias, al tiempo que minimizan los riesgos y desafíos potenciales.

Capítulo 26: Infertilidad, FIV, Técnicas de Reproducción Asistida y Terapia Sexual

La infertilidad y el uso de técnicas de reproducción asistida, como la fecundación in vitro (FIV), pueden tener un impacto significativo en la vida sexual y el bienestar emocional de una persona o pareja. En este capítulo, exploraremos los desafíos que pueden surgir en el contexto de la infertilidad, la FIV y otras técnicas de reproducción asistida, y discutiremos cómo la terapia sexual puede brindar un valioso apoyo y orientación para abordar estas preocupaciones.

Impacto emocional de la infertilidad: la experiencia de la infertilidad puede evocar una variedad de emociones, que incluyen tristeza, frustración, ira y culpa. La terapia sexual puede proporcionar un espacio de apoyo para que las personas y las parejas procesen estas emociones, exploren sus sentimientos y desarrollen estrategias de afrontamiento para manejar el impacto emocional de la infertilidad.

Desafíos en las relaciones: la infertilidad puede generar una tensión significativa en las relaciones, ya que las parejas pueden tener dificultades para navegar sus sentimientos, comunicarse de manera efectiva y mantener la intimidad. La terapia sexual puede ayudar a las parejas a fortalecer su conexión emocional, mejorar la comunicación y abordar cualquier problema relacionado con la intimidad y la satisfacción sexual.

Impacto de las técnicas de reproducción asistida en la vida sexual: el uso de técnicas de reproducción asistida, como la FIV, puede crear desafíos adicionales para la vida sexual de una persona o pareja, ya que el enfoque en la concepción puede eclipsar los aspectos emocionales y físicos del sexo . La terapia sexual puede ayudar a individuos y parejas a restablecer un equilibrio saludable entre su vida sexual y sus objetivos de fertilidad, asegurando que ambos aspectos reciban la atención y el cuidado adecuados.

Educación y salud sexual: A medida que las personas y las parejas navegan por las complejidades de la infertilidad y las técnicas de reproducción asistida, es esencial mantener la salud y el bienestar sexuales. La terapia sexual puede proporcionar recursos e información valiosos sobre la práctica del sexo seguro, la promoción de la salud sexual en general y el tratamiento de cualquier inquietud sexual que pueda surgir durante el proceso de fertilidad.

Lidiando con el estrés relacionado con el tratamiento: el proceso de someterse a tratamientos de fertilidad, como la FIV, puede ser emocional y físicamente exigente. La terapia sexual puede ayudar a las personas y parejas a desarrollar estrategias de afrontamiento para manejar el estrés relacionado con el tratamiento y mantener su bienestar emocional durante este momento difícil.

Restablecimiento de la intimidad y la conexión: a medida que las personas y las parejas avanzan en su viaje de fertilidad, es esencial mantener una fuerte conexión emocional e intimidad en su relación. La terapia sexual puede ayudar a las parejas a explorar sus deseos, establecer una comunicación abierta y desarrollar estrategias para mantener la intimidad y la conexión, tanto durante como después de los tratamientos de fertilidad.

Al abordar estos problemas comunes, la terapia sexual puede desempeñar un papel crucial para ayudar a las personas y las parejas a navegar por las complejidades de la infertilidad, la FIV y las técnicas de reproducción asistida mientras mantienen su salud sexual y bienestar emocional. A través de una combinación de desarrollo de habilidades de comunicación, apoyo emocional y estrategias personalizadas, la terapia sexual puede capacitar a individuos y parejas para que disfruten de experiencias sexuales plenas y satisfactorias mientras persiguen sus objetivos de fertilidad y superan los desafíos potenciales.

Capítulo 27: Conducta sexual inapropiada y el papel de la terapia sexual en la prevención

1: Comprender la conducta sexual inapropiada

1.1 Definiciones y tipos de mala conducta sexual

La conducta sexual inapropiada es un término amplio que abarca una variedad de conductas sexuales no consentidas, inapropiadas y dañinas. Estos comportamientos incluyen, entre otros, acoso sexual, agresión sexual, violación, contacto sexual no deseado y explotación sexual. La mala conducta sexual puede ocurrir en varios entornos, como el lugar de trabajo, las instituciones educativas, los espacios públicos y las relaciones personales.

1.2 El impacto de la conducta sexual inapropiada en los individuos y la sociedad

La conducta sexual inapropiada puede tener consecuencias significativas tanto para los individuos como para la sociedad. Para los sobrevivientes, puede provocar traumas físicos, emocionales y psicológicos, que incluyen ansiedad, depresión, trastorno de estrés postraumático (TEPT) y sentimientos de vergüenza y culpa. A nivel social, la conducta sexual inapropiada puede perpetuar normas de género dañinas, contribuir a una cultura de violencia y socavar la confianza y la seguridad dentro de las comunidades.

1.3 Factores que contribuyen a la mala conducta sexual

Varios factores contribuyen a la conducta sexual inapropiada, incluidas las normas sociales que perpetúan los desequilibrios de poder, la cosificación y una cultura del silencio. Los factores individuales, como la historia personal, la salud mental y el abuso de sustancias, también pueden desempeñar un papel en la facilitación de la conducta sexual inapropiada.

2: El papel de la terapia sexual en la prevención de la conducta sexual inapropiada

2.1 Abordar los problemas personales que contribuyen a la conducta sexual inapropiada

La terapia sexual puede ayudar a las personas a abordar los problemas subyacentes que pueden contribuir a comportamientos sexualmente inapropiados o dañinos. A través de la terapia, las personas pueden explorar su historia personal, problemas de salud mental y abuso de sustancias, y trabajar para desarrollar mecanismos de afrontamiento y patrones de comportamiento más saludables .

2.2 Promoción de relaciones sexuales saludables

Uno de los principales objetivos de la terapia sexual es promover relaciones sexuales sanas, consensuadas y satisfactorias. Al ayudar a las personas a desarrollar una mejor comprensión de sus propios deseos, límites y estilos de comunicación sexuales, la terapia sexual puede fomentar una cultura de consentimiento y respeto en las relaciones.

2.3 Fomento de la empatía y la comprensión

La terapia sexual puede ayudar a las personas a desarrollar empatía y comprensión de las experiencias y perspectivas de los demás. Esta mayor conciencia puede conducir a un mayor sentido de responsabilidad por las propias acciones y al compromiso de crear entornos más seguros y respetuosos para todos.

2.4 Fomentar la responsabilidad personal y la rendición de cuentas

A través de la terapia sexual, las personas pueden aprender a asumir la responsabilidad personal de sus acciones y comprender el impacto de sus comportamientos en los demás. Al fomentar la autoconciencia y la responsabilidad, la terapia sexual puede contribuir a disminuir las conductas sexualmente inapropiadas o dañinas.

3: Técnicas y enfoques de terapia sexual

3.1 Terapia cognitiva conductual (TCC)

La TCC es un enfoque terapéutico común utilizado en la terapia sexual para ayudar a las personas a identificar y cambiar patrones de pensamiento y comportamientos desadaptativos relacionados con la sexualidad y las relaciones. Al abordar las distorsiones cognitivas y desarrollar estrategias de afrontamiento más saludables, las personas pueden trabajar para prevenir la conducta sexual inapropiada.

3.2 Ejercicios de enfoque sensorial

Los ejercicios de enfoque sensorial son una técnica terapéutica utilizada en la terapia sexual para ayudar a las personas a desarrollar una mayor conciencia y apreciación de las sensaciones corporales propias y de su pareja. Estos ejercicios pueden promover una mejor comprensión del consentimiento, los límites y el placer mutuo en las relaciones sexuales.

3.3 Entrenamiento en Comunicación y Asertividad

Las habilidades de comunicación efectiva y asertividad son esenciales para prevenir la conducta sexual inapropiada. La terapia sexual puede ayudar a las personas a aprender a expresar claramente sus deseos, límites y consentimiento, así como a escuchar y responder adecuadamente a las necesidades y sentimientos de su pareja.

3.4 Técnicas de Mindfulness y Relajación

Las técnicas de atención plena y relajación pueden ser herramientas útiles en la terapia sexual para ayudar a las personas a cultivar la autoconciencia y la regulación emocional. Al fomentar un mayor sentido de presencia y autocontrol, estas técnicas pueden contribuir a la prevención de conductas sexuales inapropiadas.

3.5 Psicoeducación y Educación Sexual

Un componente crucial de la terapia sexual es brindar psicoeducación y educación sexual integral a los clientes. Al abordar los conceptos erróneos y promover información precisa sobre la sexualidad, las relaciones, el consentimiento y la salud sexual, la terapia sexual puede empoderar a las personas para que tomen decisiones informadas y participen en interacciones sexuales respetuosas y consensuadas.

4: Crear una cultura de prevención

4.1 Colaboración con Instituciones Educativas y Organizaciones Comunitarias

Los terapeutas sexuales pueden desempeñar un papel vital en la prevención de la conducta sexual inapropiada al colaborar con instituciones educativas y organizaciones comunitarias para brindar educación y capacitación sobre temas relacionados con la salud sexual, el consentimiento y las relaciones respetuosas.

4.2 Promoción y desarrollo de políticas

Los terapeutas sexuales pueden contribuir al desarrollo de políticas y abogar por una educación sexual integral, servicios de apoyo a sobrevivientes y reformas legales para crear una sociedad más segura e inclusiva para todas las personas.

4.3 Promoción de la conciencia pública y el diálogo

Sensibilizar al público y fomentar el diálogo sobre la conducta sexual inapropiada, sus consecuencias y la importancia de la prevención es esencial para crear un cambio duradero. Los terapeutas sexuales pueden contribuir a este esfuerzo participando en campañas de concientización pública, escribiendo artículos y hablando en conferencias y eventos comunitarios.

4.4 Apoyo a sobrevivientes de mala conducta sexual

Los terapeutas sexuales pueden desempeñar un papel crucial en el apoyo a los sobrevivientes de conducta sexual inapropiada brindando atención informada sobre el trauma, ayudándolos a navegar el proceso de curación y defendiendo sus derechos y necesidades.

En conclusión, la terapia sexual puede desempeñar un papel importante en la prevención de la conducta sexual inapropiada al abordar los factores personales que contribuyen a los comportamientos dañinos, promover relaciones sexuales saludables, fomentar la empatía y la comprensión y fomentar la responsabilidad personal y la rendición de cuentas. Mediante el uso de diversas técnicas y enfoques terapéuticos, la colaboración con instituciones educativas y organizaciones comunitarias, la promoción de cambios en las políticas y la sensibilización del público, los terapeutas sexuales pueden contribuir a crear una cultura de prevención y promover el respeto y el consentimiento en todos los aspectos de la vida.

Capítulo 28: Psiquiatría forense y terapia sexual

Introducción a la Psiquiatría Forense y Terapia Sexual

La psiquiatría forense es una subespecialidad dentro de la psiquiatría que se ocupa de la intersección de la salud mental y la ley. Implica la evaluación, el tratamiento y el manejo de personas que han cometido delitos penales, en particular aquellos con trastornos de salud mental, y brinda opiniones de expertos en asuntos legales. La terapia sexual es una forma especializada de psicoterapia que aborda problemas sexuales, disfunciones y problemas de relación. . Su objetivo es ayudar a individuos y parejas a mejorar su salud sexual, mejorar la comunicación y fomentar relaciones sexuales satisfactorias.

Los psiquiatras forenses y los terapeutas sexuales pueden trabajar juntos para evaluar y tratar a los delincuentes sexuales. Esta colaboración puede implicar la evaluación del riesgo de reincidencia, la comprensión de los factores psicológicos y conductuales subyacentes que contribuyen al comportamiento delictivo y la implementación de intervenciones de tratamiento adecuadas. Los psiquiatras forenses pueden ser llamados para brindar testimonio experto en casos legales relacionados con delitos sexuales, mientras que los terapeutas sexuales pueden ser consultados para ofrecer información sobre la naturaleza de la disfunción sexual y la idoneidad de las intervenciones de tratamiento específicas.

Enfoques de tratamiento en la terapia sexual forense

- cognitiva conductual (TCC): la TCC es un enfoque basado en la evidencia ampliamente utilizado en la terapia sexual forense. Implica identificar y desafiar pensamientos y creencias desadaptativos, desarrollar estrategias de afrontamiento saludables y promover comportamientos prosociales.

- de recaídas : la prevención de recaídas es un componente fundamental de la terapia sexual forense. Su objetivo es ayudar a las personas a identificar y manejar los desencadenantes potenciales, desarrollar estrategias de afrontamiento saludables y mantener un cambio de comportamiento a largo plazo .

- farmacológicas : en algunos casos, las intervenciones farmacológicas pueden usarse para complementar el tratamiento psicológico. Esto puede incluir el uso de medicamentos antiandrógenos para reducir el deseo sexual o inhibidores selectivos de la recaptación de serotonina (ISRS) para tratar los trastornos del estado de ánimo subyacentes.

Consideraciones éticas en la terapia sexual forense

- Equilibrar el bienestar del cliente y la seguridad pública: Los terapeutas sexuales forenses deben sortear los complejos desafíos éticos asociados con el equilibrio entre el bienestar del cliente y la seguridad pública. Esto implica garantizar la confidencialidad de las sesiones de terapia y, al mismo tiempo, cumplir con los requisitos obligatorios de notificación y el deber de proteger a las posibles víctimas.

- Consentimiento informado y cumplimiento del tratamiento: en entornos forenses, obtener el consentimiento informado y garantizar el cumplimiento del tratamiento puede ser un desafío debido a la naturaleza involuntaria de algunas derivaciones. Los terapeutas sexuales forenses deben estar atentos a mantener los límites terapéuticos y respetar la autonomía de los clientes mientras se adhieren a los requisitos legales.

El papel de la terapia sexual forense en la rehabilitación y la reintegración

- comportamiento delictivo , reducir el riesgo de reincidencia y promover comportamientos prosociales.

- Reintegración y apoyo comunitario: la reintegración exitosa de los delincuentes sexuales en la sociedad requiere un enfoque de colaboración que involucre a psiquiatras forenses, terapeutas sexuales, oficiales de libertad condicional y servicios de apoyo comunitario. Esto incluye brindar terapia continua, monitorear el progreso y facilitar el acceso a la vivienda, el empleo y las redes de apoyo social.

En conclusión, la psiquiatría forense y la terapia sexual se cruzan en la evaluación, tratamiento y manejo de las personas que han cometido delitos sexuales. Al trabajar juntos, estos profesionales pueden contribuir a la rehabilitación y reintegración de los delincuentes sexuales y promover la seguridad pública. Es esencial navegar por los complejos desafíos éticos asociados con este trabajo mientras se mantiene un compromiso con el bienestar del cliente, la seguridad pública y la integridad profesional.

Capítulo 29: Masturbación y terapia sexual

masturbación masculina

a. Anatomía genital masculina y ciclo de respuesta sexual.

Los genitales masculinos consisten principalmente en el pene, los testículos, el escroto y la glándula prostática. El ciclo de respuesta sexual para los hombres generalmente comienza con la excitación, seguido por la meseta, el orgasmo y la resolución. Durante la excitación, el pene se pone erecto debido al aumento del flujo sanguíneo y los testículos se agrandan y se elevan.

b. Técnicas comunes para la masturbación masculina

La mayoría de los hombres se masturban acariciando o frotando el pene, centrándose en el glande sensible (cabeza) y el eje. Algunos usan lubricantes para reducir la fricción, mientras que otros prefieren un enfoque "seco". Experimentar con el agarre, la velocidad y la presión puede generar diferentes sensaciones y experiencias.

C. Exploración de preferencias y variaciones personales.

Experimentar con varias técnicas, posiciones y estímulos puede ayudar a las personas a descubrir sus preferencias únicas. Esto puede incluir usar ambas manos, incorporar juguetes o explorar diferentes zonas erógenas como los pezones, el perineo o la próstata.

d. Desmintiendo mitos y conceptos erróneos sobre la masturbación masculina

La masturbación es una parte normal y saludable de la sexualidad humana. No causa daño físico, no impide el crecimiento ni conduce a problemas de salud mental. La eyaculación regular se ha relacionado con un menor riesgo de cáncer de próstata y la masturbación es una forma segura de lograrlo.

mi. Los beneficios para la salud y los riesgos potenciales asociados con la masturbación masculina

La masturbación tiene varios beneficios para la salud, incluida la reducción del estrés, la mejora del sueño y una mayor conciencia de sí mismo. También puede ayudar a los hombres a comprender sus cuerpos y preferencias sexuales. Sin embargo, la masturbación excesiva puede causar molestias físicas o interferir con la vida diaria. La moderación y la autoconciencia son claves para mantener una relación sana con la masturbación.

a. Anatomía genital femenina y ciclo de respuesta sexual.

Los genitales femeninos incluyen la vulva, el clítoris, la vagina y estructuras internas como el punto G. El ciclo de respuesta sexual de las mujeres generalmente implica excitación, meseta, orgasmo y resolución. Durante la excitación, el clítoris se hincha y la vagina produce una lubricación natural.

b. Técnicas comunes para la masturbación femenina

Muchas mujeres se masturban estimulando el clítoris, ya sea directa o indirectamente, ya que es la principal fuente de placer para la mayoría. Algunas mujeres también disfrutan de la penetración vaginal con los dedos, juguetes u otros objetos. Experimentar con diferentes tipos de contacto, presión y movimiento puede conducir a una variedad de experiencias placenteras.

C. Exploración de preferencias y variaciones personales.

Las mujeres deben sentirse empoderadas para explorar sus cuerpos y preferencias sin vergüenza ni juicio. Esto puede incluir el descubrimiento de zonas erógenas más allá de los genitales, el uso de juguetes sexuales o la participación en fantasía y material erótico.

d. Desmintiendo mitos y conceptos erróneos sobre la masturbación femenina

La masturbación femenina es tan natural y saludable como la masturbación masculina. No causa daño físico ni "afloja" la vagina. La masturbación regular puede ayudar a las mujeres a familiarizarse más con sus cuerpos y deseos sexuales, lo que lleva a experiencias sexuales más satisfactorias.

mi. Los beneficios para la salud y los riesgos potenciales asociados con la masturbación femenina

La masturbación ofrece numerosos beneficios para la salud, como el alivio del estrés, la mejora del sueño y la reducción de los dolores menstruales. Sin embargo, la masturbación excesiva puede causar malestar físico o angustia emocional. Al igual que con los hombres, la moderación y la autoconciencia son cruciales para una relación saludable con la masturbación.

Fantasías Sexuales y Erótica

a. El papel de las fantasías y la imaginación en la masturbación

Las fantasías y la imaginación pueden aumentar el placer de la masturbación al estimular la mente y aumentar la excitación. También pueden ayudar a las personas a explorar sus deseos y fantasías sin juicios ni riesgos.

b. Diferentes formas de erótica: literatura, audio y materiales visuales.

La erótica se presenta en muchas formas, incluidas historias escritas, grabaciones de audio y materiales visuales. Las personas deben elegir el tipo de erótica que resuena con sus deseos y preferencias, al mismo tiempo que consideran el consumo ético y evitan los materiales que explotan o dañan a otros.

C. Establecer límites y consideraciones éticas al explorar fantasías.

Es fundamental establecer límites personales y considerar las implicaciones éticas de explorar ciertas fantasías. El consentimiento y el respeto mutuo siempre deben estar a la vanguardia de cualquier exploración sexual. Si una fantasía involucra a partes que no dan su consentimiento o actividades ilegales, es crucial recordar que las fantasías no son acciones y no se debe actuar sobre ellas en la vida real.

Juguetes y dispositivos sexuales

a. Descripción general de los juguetes sexuales diseñados para la masturbación masculina y femenina.

Los juguetes sexuales pueden mejorar la experiencia de la masturbación y ofrecer nuevas sensaciones. Para los hombres, los juguetes comunes incluyen mangas masturbatorias, masajeadores de próstata y anillos para el pene. Para las mujeres, las opciones populares incluyen vibradores, consoladores y estimuladores de clítoris.

b. Recomendaciones para elegir y utilizar juguetes sexuales de forma segura.

Al elegir un juguete sexual, tenga en cuenta factores como el material, el tamaño y la funcionalidad. Opte por materiales seguros para el cuerpo como silicona, vidrio o acero inoxidable. Utilice siempre los juguetes según lo previsto y siga las instrucciones de uso y limpieza del fabricante.

C. Limpieza, almacenamiento y mantenimiento de juguetes sexuales.

La limpieza y el almacenamiento adecuados de los juguetes sexuales son esenciales para mantener la higiene y prolongar su vida útil. Limpie los juguetes con agua y jabón suave o con un limpiador especializado, y guárdelos en un lugar limpio y seco, lejos de la luz solar directa o temperaturas extremas.

Masturbación y Relaciones

a. El papel de la masturbación en el mantenimiento de la salud sexual en las relaciones

La masturbación puede ser una parte saludable de las relaciones, ya que permite a las personas explorar sus deseos y mantener su bienestar sexual. También puede ayudar a los socios a comunicar sus necesidades y deseos de manera más efectiva.

b. Comunicarse con su pareja sobre la masturbación

La comunicación abierta y honesta sobre la masturbación es esencial en una relación. Compartir las experiencias y preferencias de uno puede conducir a una mayor intimidad y comprensión mutua.

C. La masturbación mutua como actividad sexual compartida

La masturbación mutua puede ser una experiencia compartida íntima y placentera para la pareja, permitiéndoles explorar sus deseos y aprender sobre el cuerpo del otro en un ambiente seguro y relajado.

Salud y Bienestar Sexual

a. Mantener una higiene adecuada durante la masturbación

Para garantizar una buena higiene durante la masturbación, lávese las manos y los genitales antes y después del acto. Use juguetes y materiales limpios y evite compartirlos con otros a menos que hayan sido desinfectados adecuadamente.

b. Abordar las preocupaciones sobre la masturbación excesiva y la adicción

Si bien la masturbación generalmente es saludable, la masturbación excesiva puede interferir con la vida diaria y las relaciones. Si le preocupan sus hábitos, considere hablar con un profesional de la salud mental o un terapeuta sexual para recibir orientación y apoyo.

C. Buscar ayuda profesional para problemas de salud sexual

Si experimenta dolor, incomodidad o angustia emocional relacionada con la masturbación o la salud sexual, consulte a un profesional de la salud o a un terapeuta sexual certificado. Pueden brindar orientación, apoyo y opciones de tratamiento para ayudar a mejorar su bienestar sexual.

La masturbación en la terapia sexual: herramientas para la curación y el crecimiento

El papel de la masturbación en la terapia sexual

La masturbación puede desempeñar un papel importante en la terapia sexual como herramienta para el autodescubrimiento, la curación y el crecimiento personal. A través de la exploración guiada, las personas pueden comprender mejor sus cuerpos, deseos y límites, lo que lleva a experiencias sexuales más satisfactorias y relaciones más saludables.

Abordar preocupaciones sexuales comunes con la masturbación

La masturbación se puede utilizar en la terapia sexual para abordar una variedad de problemas sexuales, incluidos, entre otros, los siguientes:

a. Bajo deseo sexual: las personas que luchan contra el bajo deseo sexual pueden beneficiarse al explorar la masturbación para identificar los factores que contribuyen a la excitación y el placer.

b. Disfunción eréctil: para los hombres que experimentan disfunción eréctil, la masturbación puede ayudar a identificar los factores psicológicos o físicos que contribuyen al problema y brindar oportunidades para practicar técnicas alternativas de excitación.

C. Eyaculación precoz: la masturbación puede ser una herramienta útil para los hombres que buscan mejorar su control de la eyaculación mediante la práctica de técnicas de relajación, atención plena y el método start-stop.

d. Anorgasmia: para las mujeres que luchan por alcanzar el orgasmo, la masturbación puede ayudarlas a familiarizarse más con sus cuerpos y descubrir técnicas que conducen al placer y al clímax.

Mindfulness y autocompasión en la masturbación

En la terapia sexual, la atención plena y la autocompasión a menudo se enfatizan como componentes esenciales de una relación sexual saludable con uno mismo. A través de la masturbación consciente, las personas pueden aprender a concentrarse en el momento presente, prestando atención a sus cuerpos y sensaciones sin juzgar ni esperar.

Superar la vergüenza y el estigma que rodea a la masturbación

La terapia sexual puede ayudar a las personas a superar la vergüenza y el estigma asociados con la masturbación al normalizar la práctica y educarlos sobre sus beneficios. Las discusiones abiertas y los entornos de apoyo pueden fomentar una relación más saludable con el placer propio, lo que lleva a un mejor bienestar sexual.

Explorando fantasías y deseos a través de la masturbación

La masturbación proporciona un espacio seguro y privado para que las personas exploren sus fantasías y deseos. En la terapia sexual, se puede alentar a los clientes a interactuar con material erótico o imaginar escenarios que se alineen con sus intereses. Esto puede ayudar a las personas a comprender mejor sus deseos y comunicárselos a sus parejas.

Incorporación de juguetes y dispositivos sexuales en la terapia sexual

Los terapeutas sexuales pueden presentar juguetes y dispositivos sexuales como herramientas para mejorar el placer y promover la exploración durante la masturbación. Al experimentar con diferentes juguetes y sensaciones, las personas pueden ampliar su comprensión de lo que les brinda placer y aprender nuevas técnicas para incorporar a su repertorio sexual.

Desarrollar una relación sana con la masturbación

La terapia sexual puede ayudar a las personas a establecer una relación saludable con la masturbación al abordar las preocupaciones sobre la frecuencia, la culpa u otros sentimientos negativos. Los terapeutas pueden brindar orientación sobre cómo establecer el equilibrio, establecer límites y reconocer cuándo la masturbación puede estar interfiriendo con la vida diaria o las relaciones.

Capítulo 30: Recomendaciones para equilibrar la vida sexual, laboral y familiar para profesionales

Comprender la importancia de la actividad sexual en el bienestar general

La actividad sexual es un componente vital del bienestar físico, emocional y relacional. Para los profesionales que trabajan con responsabilidades familiares, mantener una vida sexual saludable puede mejorar la intimidad, reducir el estrés y promover la felicidad general.

Recomendaciones para la frecuencia de la actividad sexual

No existe una respuesta única para la frecuencia ideal de la actividad sexual, ya que las necesidades y los deseos individuales varían. Es fundamental que las parejas se comuniquen abierta y honestamente sobre sus preferencias y encuentren un equilibrio que satisfaga a ambos. Esfuércese por la calidad en lugar de la cantidad, priorizando encuentros significativos y satisfactorios sobre horarios rígidos.

Programar y priorizar la intimidad

En medio de la ajetreada vida profesional y familiar, puede ser difícil encontrar tiempo para la intimidad. Programar "noches de cita" u "horas de intimidad" regulares puede ayudar a asegurar que las parejas prioricen su conexión sexual en medio de las demandas de la vida diaria.

El papel de la dieta y el ejercicio en la promoción de la salud sexual

Una dieta saludable y el ejercicio regular son cruciales para el bienestar general y pueden tener un impacto positivo en la salud sexual. Consumir una dieta equilibrada rica en frutas, verduras, proteínas magras y cereales integrales puede mejorar los niveles de energía y el estado de ánimo. Participar en actividad física regular, como caminar, nadar o practicar yoga, puede aumentar el flujo sanguíneo, reducir el estrés y mejorar el rendimiento sexual.

Manejar el estrés y mantener el equilibrio entre el trabajo y la vida personal

Manejar el estrés es esencial para mantener una vida sexual saludable. Desarrolle técnicas para reducir el estrés, como ejercicios de respiración profunda, meditación consciente o participar en pasatiempos y actividades de ocio. Establece límites entre el trabajo y la vida personal para garantizar que las demandas profesionales no interfieran con tus relaciones y tu bienestar sexual.

La importancia de la comunicación abierta y la intimidad emocional

La comunicación abierta es clave para mantener una conexión sexual satisfactoria. Discuta sus necesidades, deseos e inquietudes abierta y honestamente con su pareja. Fomentar la intimidad emocional a través de controles regulares, escucha activa y empatía puede fortalecer su vínculo y mejorar su conexión sexual.

Buscar ayuda profesional cuando sea necesario

Si usted y su pareja tienen problemas sexuales, considere buscar la orientación de un terapeuta sexual certificado o de parejas. consejero _ Pueden ayudarlo a abordar problemas como deseos no coincidentes, dificultades de comunicación o disfunción sexual, y brindarle herramientas y estrategias para mejorar su bienestar sexual.

Incorporar prácticas de autocuidado para la salud sexual

Además de la dieta y el ejercicio, las prácticas de cuidado personal pueden contribuir a la salud sexual y al bienestar general. Priorice el sueño, participe en técnicas de relajación y practique la autocompasión. Al nutrir su salud física, emocional y mental, estará mejor equipado para mantener una vida sexual saludable y satisfactoria.

En conclusión, equilibrar la actividad sexual, el trabajo y la vida familiar para los profesionales que trabajan implica una comunicación abierta, la priorización y el autocuidado. Al implementar estas recomendaciones, las parejas pueden mantener una vida sexual saludable y satisfactoria en medio de las exigencias de su vida profesional y personal.

Equilibrar la actividad sexual, el trabajo y la vida familiar: una hoja de trabajo para profesionales

Esta hoja de trabajo está diseñada para ayudarlo a reflexionar sobre su situación actual e implementar estrategias para equilibrar la actividad sexual, el trabajo y la vida familiar. Tómese un tiempo para responder cuidadosamente cada pregunta y discuta sus respuestas con su pareja, si corresponde.

Reflexiona sobre tu vida sexual actual

¿Qué tan satisfecho está con su vida sexual actual?

¿Con qué frecuencia tiene actividad sexual con su pareja?

¿Hay alguna inquietud o problema específico que le gustaría abordar?

Comunicación e intimidad emocional

¿Con qué frecuencia habla de sus deseos y necesidades sexuales con su pareja?

¿Cuáles son algunas formas en que puede mejorar la comunicación sobre temas sexuales?

¿Cómo puedes fomentar la intimidad emocional en tu relación?

Programar y priorizar la intimidad

¿Cómo puede hacer tiempo para la intimidad en su apretada agenda?

¿Puedes establecer "noches de cita" u "horarios de intimidad" regulares? Si es así, ¿con qué frecuencia?

¿Qué otras estrategias puedes usar para priorizar tu conexión sexual?

Dieta y ejercicio para la salud sexual.

Evalúe su dieta actual: ¿Hay algún cambio que pueda hacer para mejorar sus niveles de energía y su estado de ánimo?

¿Con qué frecuencia realiza actividad física? ¿Qué tipos de ejercicios disfrutas?

¿Qué pasos puede tomar para incorporar más ejercicio en su rutina diaria?

Gestión del estrés y conciliación de la vida laboral y familiar

¿Cuáles son sus fuentes actuales de estrés?

Enumere tres técnicas para reducir el estrés que puede implementar en su vida diaria.

¿Cómo se pueden establecer límites entre el trabajo y la vida personal para garantizar un equilibrio saludable?

Autocuidado de la salud sexual

¿Estás durmiendo lo suficiente? Si no, ¿qué cambios puede hacer para mejorar sus hábitos de sueño?

¿Qué técnicas de relajación utiliza actualmente? ¿Hay alguna técnica nueva que le gustaría probar?

¿Cómo puedes practicar la autocompasión y priorizar tu propio bienestar?

Buscar ayuda profesional (si es necesario)

¿Hay alguna preocupación o problema sexual que creas que requiere orientación profesional?

Si es así, considere buscar la ayuda de un terapeuta sexual certificado o parejas. consejero _

Una vez que haya completado esta hoja de trabajo, discuta sus respuestas con su compañero (si corresponde) y desarrolle un plan para implementar las estrategias que ha identificado. Recuerde que la comunicación abierta y la paciencia son claves para mantener una vida sexual saludable y satisfactoria en medio de las exigencias del trabajo y la vida familiar.